Schirner Verlag

ERIC **STANDOP**

GESICHT **LESEN**

» **Vitamine** NEU
» **Mineralstoffe**
» **Stoffwechsel**

Mangel und Schwächen erkennen und ausgleichen

Schirner Verlag

Die Ratschläge in diesem Buch sind sorgfältig erwogen und geprüft. Sie bieten jedoch keinen Ersatz für kompetenten medizinischen Rat, sondern dienen der Begleitung und der Anregung der Selbstheilungskräfte. Alle Angaben in diesem Buch erfolgen daher ohne Gewährleistung oder Garantie seitens des Autors oder des Verlages. Eine Haftung des Autors bzw. des Verlages und seiner Beauftragten für Personen-, Sach- und Vermögensschäden ist ausgeschlossen.

Wir verzichten auf das Einschweißen unserer Bücher – **UNSERER UMWELT ZULIEBE!**

ISBN Printausgabe 978-3-8434-1547-7
ISBN E-Book 978-3-8434-6523-6

Eric Standop:
Gesichtlesen –
Vitamine, Mineralstoffe und
Stoffwechsel
Mangel und Schwächen
erkennen und ausgleichen

Umschlag: Anna Twele, Schirner
unter Verwendung von
#1136889158 (© Ground Picture),
www.shutterstock.com
Layout: Simone Fleck & Anna Twele,
Schirner
Lektorat: Kerstin Noack-Zakel, Schirner
Printed by: Ren Medien GmbH,
Germany

www.schirner.com

Erweiterte Neuausgabe – 1. Auflage Juni 2023

Inhalt

Einführung

Gesundheit und deren Erhaltung sind zentrale Themen unseres Lebens. Laut Weltgesundheitsorganisation (WHO) ist Gesundheit nicht nur das bloße Freisein von Krankheiten und Gebrechen, sondern das vollständige körperliche, geistige und soziale Wohlergehen. Dennoch gehen wir mit unserer Gesundheit – wenn sie noch »da« ist – oft rücksichtslos um. Wir trauern oder bedauern uns jedoch schnell, wenn sie beeinträchtigt oder gar abhandengekommen ist. Ohne Gesundheit wird alles andere zweitrangig, denn sie ist die Grundlage unserer Lebensfreude.

Eine wichtige Rolle für unsere Gesunderhaltung spielt unsere Ernährung. Essen und Trinken machen für viele einen entscheidenden Teil ihrer Lebensfreude aus, für manche sind sie sogar Lebensinhalt. Eine mangelhafte Ernährung kann uns schnell die Gesundheit rauben, während die Aufnahme geeigneter Lebensmittel sich überaus positiv auf unseren Organismus auswirkt.

Eine Schlüsselrolle für einen optimal »funktionierenden« Organismus hat der Stoffwechsel inne. Arbeitet er ungehindert, wird jede Körperzelle mit allem, was sie benötigt, versorgt. Gifte und Schlacken werden aus unserem Körper entfernt, es herrscht ein Gleichgewicht im Energiehaushalt. Unser Stoffwechsel arbeitet aber nur dann ideal, wenn wir ihm alles bereitstellen und liefern, was er dafür braucht.

Unser Körper benötigt Energie für die Bildung, das Wachstum und die zentrale Aufgabenbewältigung jeder einzelnen Zelle. Zur Erzeugung dieser Energie sind in einem etwa 75 Jahre dauernden Leben etwa 60 Tonnen feste Nahrung und 50 000 Liter Flüssigkeit notwendig. Die Verdauungsorgane – und damit auch der Stoffwechsel – werden bei dieser Menge stark beansprucht. Der menschliche Stoffwechsel beginnt bereits, bevor die Nahrung den Magen-Darm-Trakt überhaupt erreicht hat. Wir können dies beispielsweise feststellen, wenn wir Brot lange kauen. Dann schmeckt es süßlich, weil der Speichel vor Ort beginnt, die Stärke in Zucker umzuwandeln.

Ein schlecht funktionierender Stoffwechsel, beispielsweise aufgrund einer einseitigen oder einer mangelhaften Ernährungsweise, kann für den Verlust des Wohlbefindens ursächlich sein. Wir sollten deshalb ganz genau hinschauen, was wir essen und trinken und in welchen Mengen. Im Umkehrschluss – das ist die gute Nachricht – können wir aber durch unsere Nahrungsaufnahme unsere Gesundheit fördern, stabilisieren und auch wiederherstellen.

»Deine Nahrung soll dein Heilmittel sein«, verkündete bereits Hippokrates von Kos, der berühmteste Arzt der Antike und Begründer der Medizin als Wissenschaft. Es ist unsere Entscheidung, ob wir über unsere Lebensweise zu einem Mehr an Gesundheit gelangen. Für die meisten, die dieses Buch in den Händen halten, ist ihre Art der Ernährung nicht zwanghaft vorgegeben oder abhängig von der Wirtschaft. Was sie konsumieren, ist ihre freie Entscheidung. Entschließen wir uns also für eine gesunde Ernährung! Gleichwohl kann dies nur eine individuelle Ernährungsweise sein, denn jeder Mensch besitzt eigene genetische, körperliche und kulturelle Voraussetzungen und wird im Alltag unterschiedlich gefordert. Optimal ist unsere Nahrung, wenn sie uns das gibt, was wir zur Gesunderhaltung oder zum Gesundwerden benötigen.

Dies scheint zunächst sehr kompliziert zu sein. Nicht zuletzt beschäftigen sich Tausende Bücher mit der Frage, wie die perfekte Ernährung aussieht. Vergleicht man sie miteinander, findet man teilweise völlig widersprüchliche Aussagen, und doch erheben viele Ernährungskonzepte einen Anspruch auf Allgemeingültigkeit. Ernährungswissenschaftler berufen sich in der Regel auf harte Fakten, ihre Erkenntnisse können aber mit Erscheinen der neuesten Studie wiederum Änderungen erfahren. Ernährung ist etwas Persönliches, sodass jeder mitreden kann. Es gibt nur wenige Themen, die ähnlich emotional und kontrovers diskutiert werden. Doch die meisten Ernährungsmodelle lassen die sogenannten weichen Fakten außer Acht. Sie orientieren sich an Zahlen und übersehen dabei die Lebensumstände und den Gefühlsbereich des Individuums.

Für einen idealen Stoffwechsel und eine optimale Zufuhr an Mineralien und Vitaminen gibt uns der Körper grundlegende Regeln und klare Richtlinien vor. Täglich teilt er uns durch die unterschiedlichsten Zeichen mit, was er von der Art, dem Inhalt und der Menge unserer Ernährung hält. Er ist unbestechlich, und seine Signale unterliegen keinem Konzept und keiner Manipulation des Bewusstseins. Unser Körper ist die finale Instanz, wenn es um die Beurteilung der aufgenommenen Nahrung geht. Ist er nicht in einer gesundheitlichen Krisensituation, können wir ihm vertrauen. Um die Informationen des Körpers beurteilen zu können, benötigen wir nicht zwingend einen Ratgeber. Wir haben dafür unsere Augen, unser Gefühl und den gesunden Menschenverstand.

Dieses Buch soll dabei unterstützen, diese Sinne zu schulen, aber auch dabei helfen, die äußeren Hinweise, die der Körper – besonders aber das Gesicht – liefert, aufmerksam zu betrachten und hinsichtlich der Gesundheit zu analysieren. Die dafür notwendigen Informationen liefert uns die Antlitzdiagnostik, eine Teildisziplin des Gesichtlesens. Letztlich geht es darum, sich durch die Betrachtung des Gesichts Informationen zu beschaffen, um einen Weg beschreiten zu können, der als Ziel ein Höchstmaß an Gesundheit hat. Welche Auskünfte uns verschiedene Gesichtsmerkmale dazu geben können, erfahren Sie in den Folgekapiteln. Der erste Schritt auf dem Weg zu mehr Wohlbefinden ist aber der, damit zu beginnen, sich beim Essen und Trinken jedes Mal folgende Fragen zu stellen:

› Ist dieses Lebensmittel natürlich, oder würde es ohne entsprechende Industrie gar nicht existieren? (Künstlich erzeugte Süßstoffe, Geschmacksverstärker, Aromen und Konservierungsmittel sind sicherlich nicht gesundheitsfördernd.)

- Esse ich dieses Produkt, weil mich seine Verpackung oder weil mich sein natürlicher Duft anzieht?
- Wie reagierte mein Körper in der Vergangenheit auf das Lebensmittel? Wenn die Aufnahme Reaktionen wie veränderten Stuhl oder Hautirritationen auslöste, warum konsumiere ich es trotzdem?
- Wie fühlte ich mich beim letzten Mal nach der Aufnahme dieses Lebensmittels? Vital und gestärkt oder müde und träge?

Vergessen wir nicht, dass unsere Gesundheit das höchste Gut ist, das wir besitzen. Es liegt in unserer Hand, beschwerdefrei und vital zu leben. Die Natur bietet uns dazu ein großes Arsenal, und unser Körper, insbesondere das Gesicht, liefert uns eine Vielzahl an Informationen und Hinweisen, was uns guttut und was nicht. Wir müssen nur bereit sein, auf unseren Körper zu hören und die Anzeichen zu lesen. Dann können wir die nötigen Schlüsse ziehen.

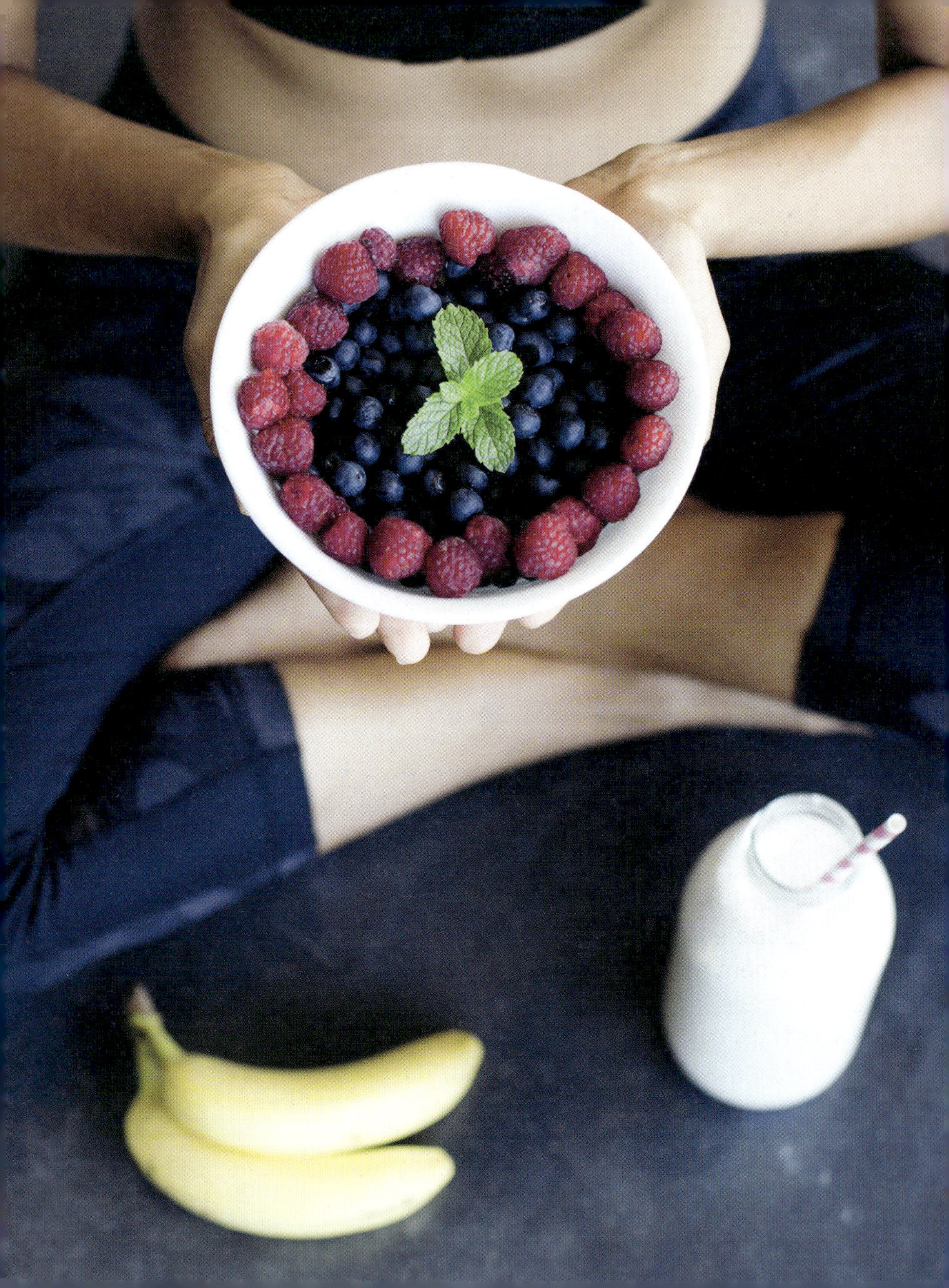

Übersäuerung und Verschlackung

»Schlacken« oder »Verschlackung« sind Begriffe, die wohl jeder im Zusammenhang mit Ernährung und Stoffwechsel schon einmal gehört hat. »Schlacken« bezeichnet zunächst einmal Abfallprodukte, die bei der Verbrennung von Steinkohle entstehen. Natürlich produziert auch unser Organismus Abfallprodukte. Dieser entledigen wir uns in schöner Regelmäßigkeit nach der Nahrungsaufnahme. Sprechen wir also von Verschlackung beim Menschen, so meinen wir Abfallprodukte, die wir nicht so einfach loswerden können. Solche Schlacken werden nicht ausgeschieden, sondern in unserem Körper eingelagert.

In der Folge stellt sich dann natürlich die Frage: Was sind das für Abfallprodukte? Zunächst sind es die üblichen Körperausscheidungen wie Schweiß, Urin und Stuhl. Ihre Inhaltsstoffe sind Abfallprodukte unseres Stoffwechsels. Halten wir an ihnen fest, anstatt sie loszulassen, verschlacken wir. In anderen Worten ausgedrückt: Wir selbst degradieren uns zu einem Abfalleimer, der nur selten oder unzureichend geleert oder gereinigt wird. Dies wirkt sich natürlich nicht nur auf das Körpergewicht aus, sondern hat schwerwiegende Folgen für alle inneren Organe. Uns muss klar sein, dass dieser Abfall nicht einfach nur »ruht«, sozusagen inaktiv ist, sondern Giftstoffe abgibt und damit seine Umgebung negativ beeinflusst.

Was du im Leben nicht verdaust,
bleibt als Krankheit dir erhalten.

Machen wir uns nichts vor: Wenn beispielsweise Produkte wie Fleisch, Wurst oder Fisch zu lange in unserem Körper verweilen, verwesen sie dort. Es entstehen entsprechende Fäulnis- und Gärungsgase. Ein solcher Prozess schädigt natürlich die Gesundheit des Betroffenen. Doch neben einer Verschlackung drohen dem Magen-Darm-Bereich noch weitere gesundheitsschädigende Folgen. So können Entzündungen der Magenschleimhaut auftreten oder, in nicht so drastischer Form, gereizte Magenschleimhäute. Dies ist auf eine akute oder dauerhafte Übersäuerung unserer so ungemein wichtigen Verdauungsorgane zurückzuführen.

»Ich musste sauer aufstoßen!«, ist ein sehr gebräuchlicher Satz, wenn es darum geht, zu schildern, dass sich der Magen gerade nicht im Gleichgewicht befindet. Zu viel Magensäure erzeugt ein unangenehmes Gefühl und einen sauren Geschmack im Mund, was manchmal sogar zu einem Würgereiz führt. »Mir kommt es hoch!«, ist eine weitere bildhafte Umschreibung dieses Zustands.

»Sodbrennen« klingt diesbezüglich doch schon weniger dramatisch. Denn was brennt, kann man auch löschen, ist die naheliegende Schlussfolgerung. Das führt dazu, dass Betroffene nach einer kurzen Selbstdiagnose meist eine Eigenbehandlung durchführen und sich aus dem Überangebot rezeptfreier Mittel bedienen. Sie glauben, dem Übel dadurch schnell und effektiv zu Leibe zu rücken. Dabei wäre es in einer solchen Situation sinnvoll, sich nicht dem Symptom zu widmen, sondern dem Organismus selbst und nach der Ursache zu forschen. Dies bedeutet aber, sich eingestehen zu müssen, dass das eigene Essverhalten den übersäuerten Körper zu einer solchen Reaktion drängt.

Ein wichtiger Indikator für die Übersäuerung des Körpers ist unser Bindegewebe. Seine Hauptaufgabe ist es, die Verbindung zwischen den einzelnen Zellen und den Blutgefäßen herzustellen. Diese Verbindungsstraßen werden vom Sauerstoff und den Nährstoffen gleichermaßen genutzt. Sind diese Leitungen jedoch verstopft, entwickelt sich eine massive Übersäuerung mit all ihren schwerwiegenden Folgen. Nimmt ein Mensch permanent zu viele Kalorien oder zu viele Säure bildende Eiweiße, wie in Fleisch, Fisch, Wurst, Eiern oder Käse enthalten, zu sich, so erhöht sich der Nährstoffspiegel im Blut. Es verdickt und wird zähflüssig. Dies führt zu einem erheblich verlangsamten Durchfließen der angelagerten Gewebebezirke, und es kommt trotz erheblicher Nährstoffzufuhr zu einer Mangelversorgung des Gewebes. Hat der menschliche Stoffwechsel erst einmal mit einem Überschuss an Säuren zu kämpfen und ist dadurch blockiert, können dauerhafte Gesundheitsschäden auftreten. So kann die Säure beispielsweise die Gelenke angreifen und Knorpel zerstören, Herzleiden und Thrombosen können auftreten. Befinden sich Säuren im Bereich sensibler Nerven, so können diese Bereiche schmerzen oder sich verspannt anfühlen. Weitere

Krankheitszeichen einer Übersäuerung können Neuralgien, Ischiasleiden und Verkalkungen sein. Selbst Vergesslichkeit, Kopfschmerzen und Sehstörungen haben hier oftmals ihren Ursprung. Es gilt also, den eigenen Körper vor Übersäuerung und deren Folgen zu schützen. Viele Mittel beseitigen den Schmerz, nicht jedoch seinen Ursprung.

Die Ursachen der Symptome können nur durch eine dauerhafte Umstellung der Ernährungs- und Lebensweise beseitigt werden. Dies ist weniger kompliziert, als wir vielleicht annehmen. Gelingt uns dies, finden wir wieder einen gesunden Bezug zu unserem Körper. Das Körpergefühl kehrt zurück, wir hören in uns hinein und betrachten auch unser Äußeres anders. Dann können wir Mängel rascher erkennen, ebenso ein wiederkehrendes Fehlverhalten in der Nahrungsaufnahme.

HINWEIS:

Unser Körper setzt Nahrungsüberschüsse in Fette um und speichert diese, was zur Verschlackung und in der Folge zu Übersäuerung führt. Übergewichtige Menschen sind sehr häufig betroffen, doch nicht nur sie verschlacken oder sind übersäuert. Das »Idealgewicht« ist keine Garantie für einen von Säure unbelasteten Körper. Auch in diesem Fall können sich Ablagerungen im Darm, in den Gefäßen und den Gelenken absetzen.

Zeichen mangelhafter Ernährung

Ein Fehlverhalten in der Ernährungsweise drückt sich sowohl im Inneren als auch im Äußeren des Körpers aus. Veränderungen im Gesicht sind eben nicht nur Schönheitsfehler oder naturgemäße Folgen des Altwerdens. Sie zeigen auch auf, dass unsere inneren Organe unter Belastungen und Mängeln leiden.

»Alles, was innen passiert,
ist auch außen sichtbar.«
Paracelsus

Mögliche Merkmale, die sich als akute Reaktionen auf unser ungesundes Ernährungsverhalten zeigen können, sind Schwellungen, Rötungen oder Hautunreinheiten. Schwellungen sind besonders leicht zu erkennen, wenn sie in einstigen Hohlräumen auftreten. Sammeln sich in diesen Bindegewebsflüssigkeiten an, verändern sie die betroffenen Körperstellen deutlich. Wir alle kennen beispielsweise geschwollene Augen nach einer durchfeierten Nacht, aber auch Hände und Füße, die Kniekehlen und der obere Schulterbereich bieten sich für Einlagerungen an.

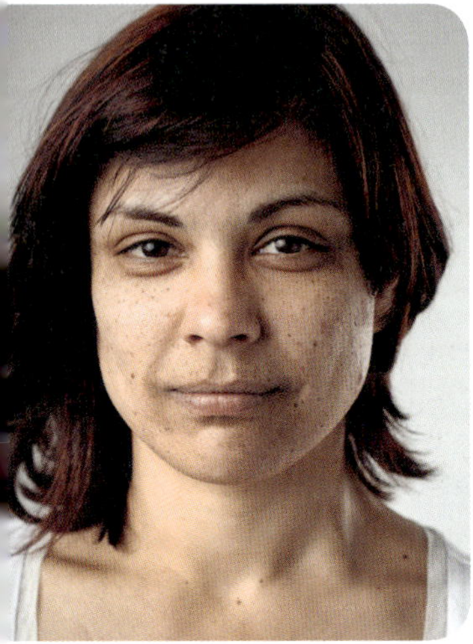

Besonders aussagekräftig hinsichtlich Krankheitsanzeichen ist die Augenregion. Oft verrät schon eine Trübung der Augen, dass mit unserem Gegenüber etwas nicht stimmt. Einen glasigen Blick kennen wir nicht nur von Menschen, die gerade geweint haben oder unter Fieber leiden, sondern auch als eine Folge von Alkoholmissbrauch. Ebenso allzu fettiges Essen oder übermäßiger Konsum von Süßigkeiten können diesen Blick hervorrufen.

Unter und über den Augen finden sich häufig Schwellungen und Verdickungen, die »Unter-« bzw. »Oberlidödeme« genannt werden. Unterlidödeme sind umgangssprachlich als »Tränensäcke« bekannt, während sich Oberlidödeme durch zahlloses An- und Abschwellen zu sogenannten Schlupflidern entwickeln können. Beide Merkmale verraten eine Störung im Wasserhaushalt des Körpers. Das Blut kann nicht mehr gleichmäßig fließen, sondern bewegt sich eher träge.

Weitere Einlagerungen, die sich als Schwellung manifestieren, finden wir auch häufig in der Zone neben dem Nasenrücken. Sie geben dem oberen Bereich der Wangen eine pralle Füllung. Auch wenn volle Backen häufig auf positive Resonanz stoßen, sind sie kein Anzeichen für eine gute Grundgesundheit. Vielmehr sollten sie genau beobachtet werden. Aufquellungen im Gesicht können zudem die unterschiedlichsten Färbungen zeigen. Rote Bäckchen sind vielleicht hübsch anzuschauen, doch können sie uns auch Hinweise auf einen Mangel im Körper liefern. So leidet das »Rotbäckchen« möglicherweise unter Magnesiummangel. Dieses und weitere Merkmale werden in den folgenden Kapiteln eingehender behandelt.

Ist die Schwellung dagegen gelblich gefärbt, ist in der Regel rasches Handeln erforderlich. Eine Gelbfärbung kann ein klarer Warnhinweis auf eine Übersäuerung bis hin zur Vergiftung sein. Dann sind die Entgiftungsorgane wie Leber und Nieren überlastet und benötigen dringend Unterstützung. In diesem Fall sollte schnellstmöglich ein Arzt oder Heilpraktiker aufgesucht werden.

Auch das Kinn kann viel über den Stoffwechsel und den Mineralstoffhaushalt des Menschen verraten. Ein rotes Kinn beispielsweise ist häufig ein Zeichen für Mineralstoffmangel. Auf eine Übersäuerung weist dagegen die Ausbildung eines Doppelkinns hin. Möglicherweise ist der Träger eines solchen Kinns ein Genussmensch. Doch kann dieses auch auf andere Mängel hindeuten. Einen Genussmenschen verraten zusätzliche Merkmale wie eine fleischige Nasenspitze oder dicke Ohrläppchen. Ein weiterer Hinweis auf eine Übersäuerung ist eine deutliche Falte zwischen Unter-

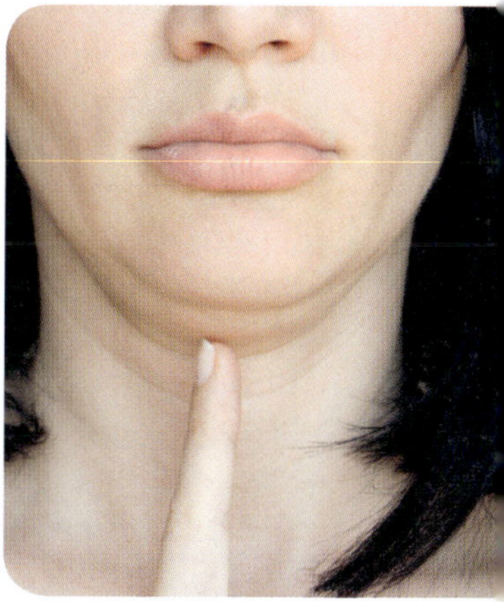

lippe und Kinnspitze. Wohlgemerkt ist damit nicht die Linie gemeint, die sich wegen einer anatomischen Eigenart des Gesichts bildet (beispielsweise, weil der Betroffene das Kinn etwas nach vorn schiebt). Dasselbe gilt für kleine Fältchen auf den Wangen, sofern sie keine Grübchen sind. Diese sind Persönlichkeitsmerkmale und haben nichts mit der Ernährungsweise oder gar Übersäuerung zu tun.

Sicherlich ist es anfangs schwer, Hinweise auf den Gesundheitszustand im Gesicht zu finden und richtig zu deuten. Gerade aber hinsichtlich einer möglichen Übersäuerung liefert neben dem Gesicht der übrige Körper weitere Anhaltspunkte. So können Einlagerungen und Schwellungen an den Händen ebenfalls eine Übersäuerung anzeigen. Oft verrät diese bereits ein schneller Blick auf den Ringfinger. Der Ring, der bei der Trauung noch so bequem saß, ist nun eingebettet in umliegende Gewebeschwellungen, und beim Abziehen erkennen wir deutliche Druckspuren. Dauerhaftes Fehlverhalten bei der Ernährung kann ein Grund für eine Verdickung der Finger sein. Übertriebener Genuss von Alkohol, tierischen Eiweißen oder Süßigkeiten sorgt über die Jahre für Leiden wie Gelenkentzündungen oder die Abnutzung von Gelenkknorpeln. Geschwollene Finger sollten deshalb ernst genommen werden. Sie fordern eindringlich zur Umstellung auf eine gesunde Ernährungsweise auf.

Hingeschaut und auf die äußeren Zeichen des Körpers geachtet, so scheint es, wurde früher mehr als heute. Dies legen auch die Darstellungen im folgenden Kapitel »Kleine Geschichte der Antlitzdiagnostik« nahe. Doch nimmt in unserer modernen Zeit die Zahl derer wieder zu, die – neben der Nutzung der etablierten Diagnoseinstrumente – im Gesicht und im allgemeinen äußeren Erscheinungsbild nach Signalen für Mangel, Schwächen und gesundheitliche Probleme suchen und so Menschen dabei unterstützen, ihr Wohlbefinden wiederzuerlangen. Und dabei können sie auf Jahrhunderte altes Wissen und immer noch gültige Erkenntnisse zurückgreifen.

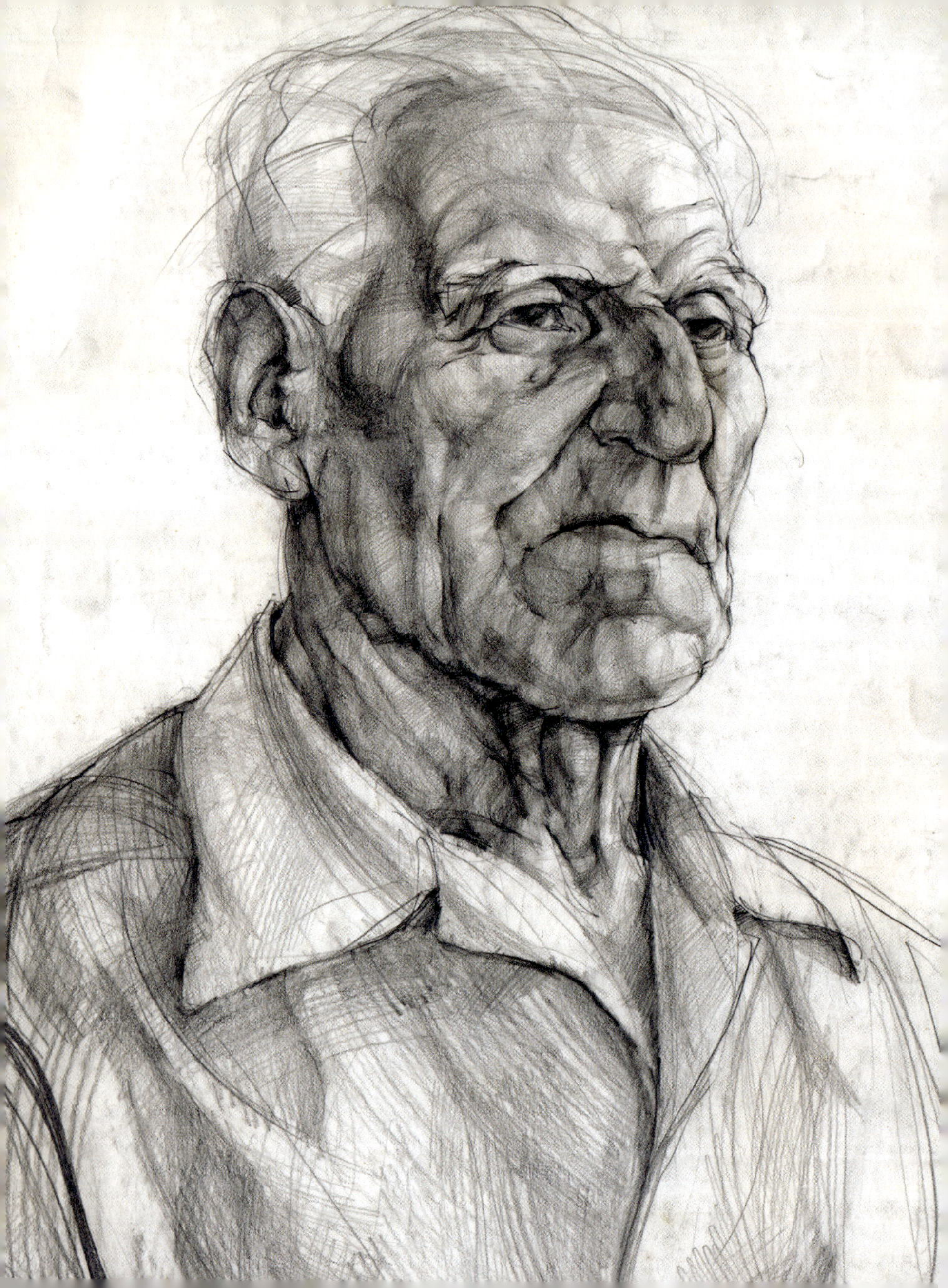

Kleine Geschichte der Antlitzdiagnostik

Bevor in der Medizin moderne Diagnoseinstrumente entwickelt wurden, waren Menschen, die sich der Behandlung und Heilung von Krankheiten widmeten, auf andere Verfahren angewiesen. Dazu gehörten beispielsweise das Abtasten, das Abhören und das Beklopfen der Patienten, um die Ursache einer Erkrankung zu ergründen. Einige dieser Methoden werden bis heute erfolgreich angewendet, andere wurden von neueren Vorgehensweisen abgelöst. Für die Verbesserung des Gesundheitszustands oder für seinen Erhalt war und ist – früher wie heute – die Ernährung der Schlüssel. Vor der Verabreichung Heil bringender Kräuter oder vor der Festlegung einer bestimmten Ernährungsweise musste jedoch die Ursache des Leidens bestimmt werden. Hierzu bedienten sich unsere Vorfahren vor allem ihrer geschulten Augen.

Die Wurzeln der Antlitzdiagnostik reichen bis mindestens ins zweite Jahrtausend v. Chr. zurück. Bereits im alten China wurde das Wissen um das Erkennen von Krankheiten genutzt. Die Bezeichnung der chinesischen Lehre »Siang Mien« bedeutet übersetzt »Gesichter lesen«, und genau dies taten die Siang-Mien-Meister. Ihre geheimen Kenntnisse gaben sie nur an ihre Schüler weiter. Dennoch wirkt dieses uralte Wissen bis in die heutige Zeit. So ist das Lesen in Gesichtern in China noch weitverbreitet und fester Bestandteil der Traditionellen Chinesischen Medizin (TCM).

Daneben waren aber auch andere große Kulturen mit der Antlitzdiagnostik vertraut. Hinweise darauf finden sich beispielsweise bei den Griechen. Einer der bedeutendsten Ärzte der Antike, Hippokrates von Kos (460–370 v. Chr.), verfasste Aufzeichnungen über die Gesichter von Sterbenden. Die Medizin nutzt diese bis heute und bezeichnet die entsprechenden Merkmale als »Facies hippocratica«.

Im Mittelalter wurde die Antlitzdiagnostik von den Herrschenden und Teilen des Klerus argwöhnisch beobachtet. Dennoch kümmerten sich besonders in Klöstern eifrige Naturkundler um das Wohl ihrer Mitmenschen. Für sie stand fest, dass die Ernährung den entscheidenden Ausschlag über Gesundheit oder Krankheit geben musste. Die wohl bekannteste Vertreterin dieser Gruppe ist Hildegard von Bingen (1098–1179). Sie verfasste mehrere naturkundliche Bücher und galt oft als letzte Hoffnung für Erkrankte. Während sie nahezu frei von Einschränkungen oder Verfolgung blieb, mussten sich andere davor hüten, ihr Wissen allzu freizügig preiszugeben. Naturkundigen wurde oft Hexerei unterstellt. Deshalb drohte das Wissen über die Antlitzdiagnostik in Europa immer mehr in Vergessenheit zu geraten, doch in den medizinischen Fächern der orientalischen Universitäten wurde es weiterhin gelehrt. Der ungebrochene Austausch über kulturelle und religiöse Grenzen hinweg sicherte die Kenntnisse für die Neuzeit.

Der Arzt Philippus Theophrastus Aureolus Bombastus von Hohenheim (ca. 1493–1541), besser bekannt unter dem Namen Paracelsus, fasste seine Kenntnisse über die Natur und den Menschen in einer völlig neuen Heilkunde zusammen. Er vertrat die Ansicht, dass alles, was sich im Inneren des Körpers abspielte, auch im Äußeren zu erkennen sein musste.

Über die Jahrhunderte hinweg beschäftigten sich Gelehrte mit dem Erscheinungsbild des Menschen. Sie erkannten, dass sich die Lebensumstände auf dieses auswirkten, insbesondere auf das Gesicht. Krankheiten und Mangel spiegelten sich darin wider, und deren Ursache war häufig die Ernährungsweise.

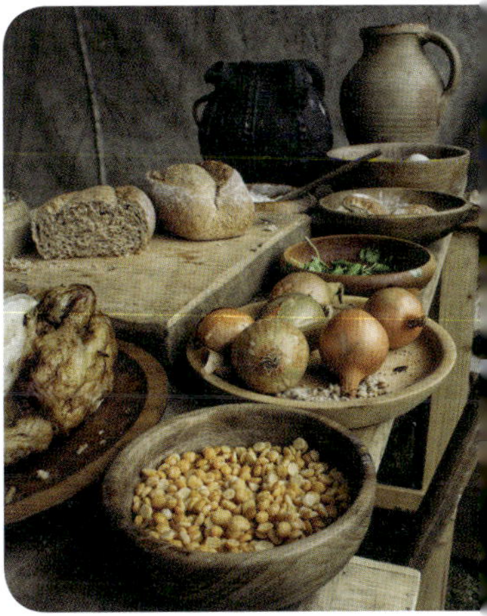

Der zu seiner Zeit sicherlich berühmteste Arzt war Dr. Christoph Wilhelm Hufeland (1762–1836), Direktor der Berliner Charité und Leibarzt des preußischen Königs Friedrich Wilhelm III. Hufeland erkannte Zusammenhänge zwischen dem Gesundheitszustand seiner Patienten und ihren Gesichtsmerkmalen. Auch die Auswirkungen der Ernährung auf das Befinden blieben ihm nicht verborgen.

Vom Wissen über antlitzdiagnostische Anzeichen profitierte auch Dr. Wilhelm Heinrich Schüßler (1821–1898). Seine Beobachtungen begründeten eine eigenständige Therapieform. Schüßler beobachtete, dass sich der Mineralstoffbedarf eines Menschen in dessen Gesicht widerspiegelte. Die Gesichtsfärbung gab aber nicht nur Auskunft über Mineralstoffmangel, sondern auch über die damit einhergehenden Erkrankungen. Das Fehlen bestimmter Mineralstoffe ließ Rückschlüsse auf eine entsprechende Mangelernährung zu. Darauf aufbauend entwickelte Schüßler seine bis heute bekannten Schüßler-Salze. Er stieß damit jedoch auch in aufgeschlossenen homöopathischen Kreisen auf Ablehnung. Seine Therapie wurde anfänglich nicht als homöopathisch bewertet. Für Schüßler, ein in sich gekehrter Geist, war dies ein Grund zum Rückzug aus der Öffentlichkeit. Dank verschiedener Veröffentlichungen über ihre Wirksamkeit erfreuen sich die Schüßler-Salze mittlerweile aber großer Beliebtheit.

In dem nach diesem berühmten Vertreter der Antlitzdiagnostik benannten Schüßlerheim im thüringischen Ellrich wird Hilfesuchenden nach einer Betrachtung ihres Gesichts bei der notwendigen Ernährungsumstellung geholfen. Das Interesse an Antlitzdiagnostik nimmt in der heutigen Zeit immer stärker zu. Dieses Wissen ist einfach zu wertvoll. Immer mehr Heilpraktiker, aber auch aufgeschlossene Ärzte nutzen daher Kenntnisse und Erfahrungswerte aus diesem Gebiet.

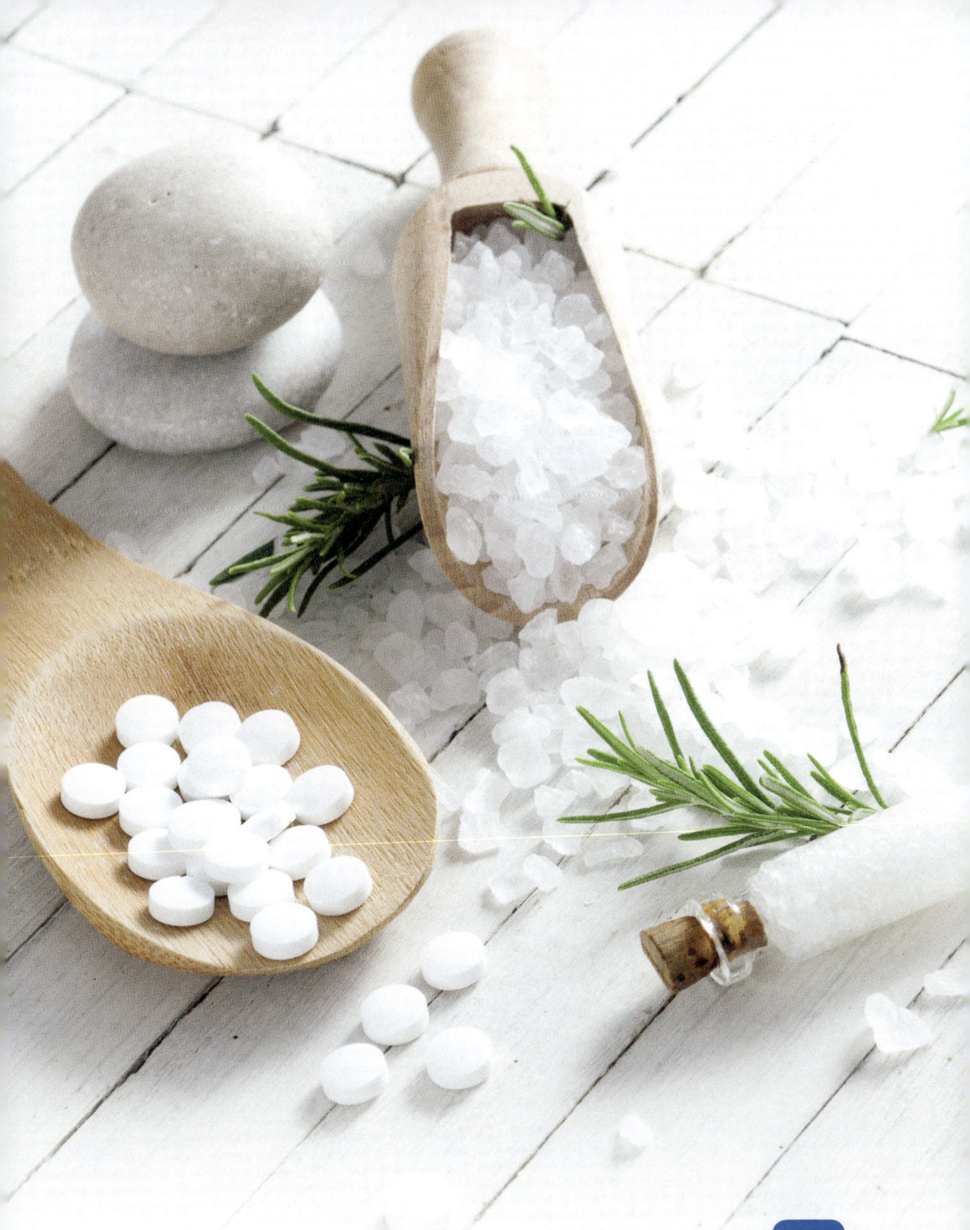

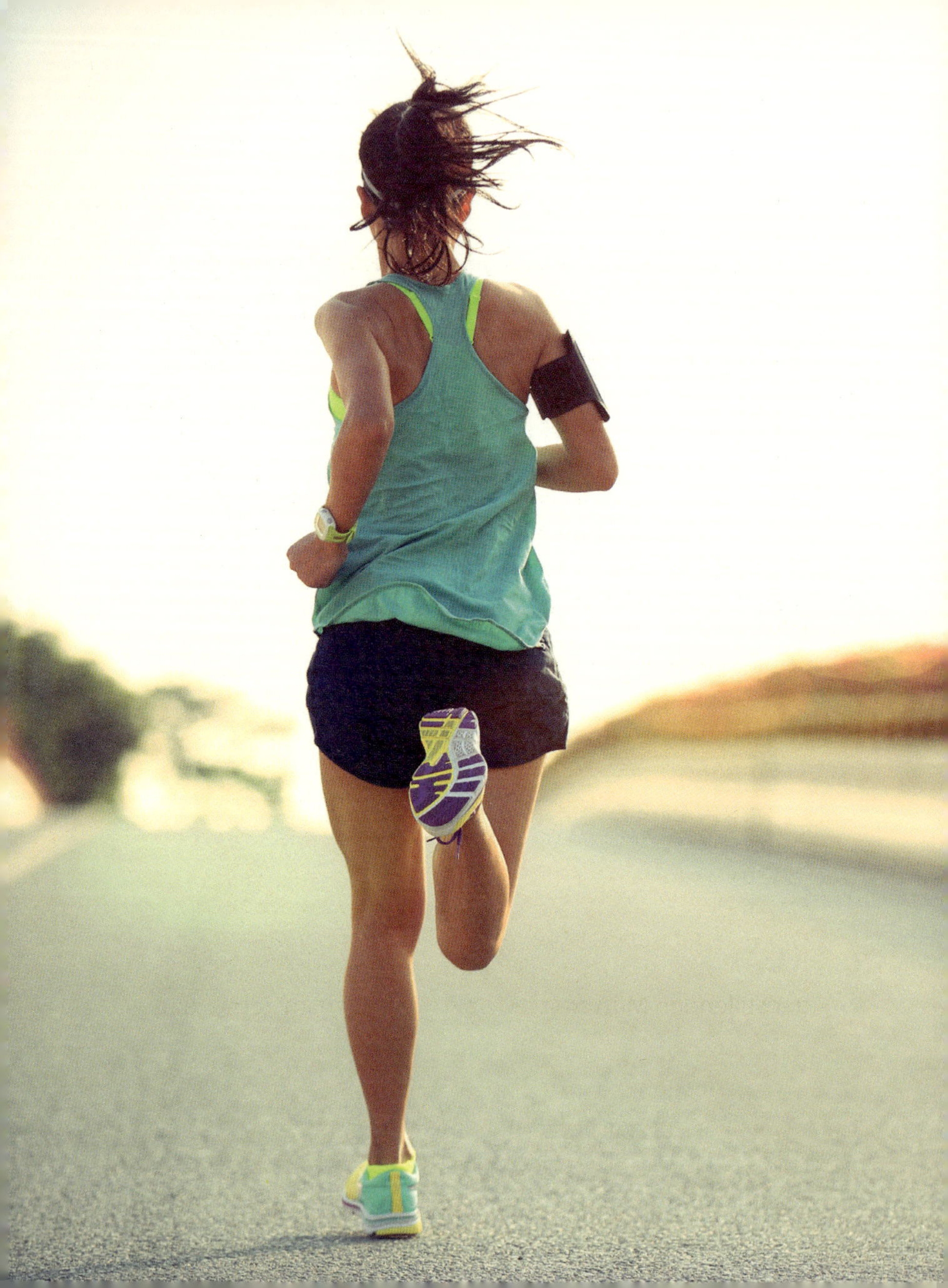

Mineralstoffmangel

Damit der Mensch aktiv und gesund bleibt, benötigt der Organismus unter anderem ausreichend anorganische Substanzen wie Mineralien und Salze. Diese können nicht im Körper selbst produziert werden, sondern müssen über das Essen und Trinken aufgenommen werden. Im Idealfall führen wir unserem Körper über die Nahrung alle benötigten Mineralien zu. Eine ausgewogene Ernährung kann den täglichen Bedarf ausreichend decken, doch unser Konsumverhalten, unsere Vorliebe für Genussmittel, aber auch Bequemlichkeit oder der Glaube an eine »glückselig machende« Diät sorgen oft für eine Unterversorgung, also für Mineralstoffmangel.

Einseitige Ernährung, beispielsweise durch zu häufigen Verzehr von Fertiggerichten und Fast Food oder durch unnatürliche Langzeitdiäten, ist hauptursächlich für die Knappheit an lebenswichtigen Mineralien. Doch es gibt noch weitere Gründe für Mineralstoffmangel: starkes Schwitzen, maßlose sportliche Aktivitäten, Magersucht, hormonelle und organische Störungen, Alkoholismus und vieles mehr. Darüber hinaus spielen unterschiedliche Lebensphasen eine Rolle. So kann sich der Mineralstoffbedarf von Kindern und Jugendlichen in Wachstumsphasen erhöhen, ebenso bei werdenden oder stillenden Müttern sowie bei Menschen im Rentenalter.

Bei den Mineralien unterscheiden wir zwischen den Spurenelementen wie Eisen, Fluorid, Zink, Jod, Kupfer und Selen und den Mengenelementen wie Magnesium, Kalium, Kalzium, Natrium und Chlorid. Letztere werden auch als »Elektrolyte« bezeichnet, weil sie im Körper als Ionen vorliegen und elektrischen Strom leiten. Unser Nervensystem steuert über elektrische Impulse unsere Organe und Muskeln.

Die Mineralstoffe können sich wechselseitig unterstützen, hin und wieder jedoch auch behindern. So sorgt beispielsweise Magnesium für eine Entspannung der Muskelzellen, während Kalzium diese zur Kontraktion, also zum Zusammenziehen, veranlasst. Ein Gleichgewicht der Mineralien im Körper ist daher ungemein wichtig.

Mineralstoffmangel vorbeugen

Besser als die Nachsorge ist noch immer das Vorbeugen. Es ist so viel leichter, dem Mangel bereits im Vorfeld die Grundlage zu entziehen. Folgende Verhaltensweisen beugen einer Unterversorgung vor:

› Ausreichend Flüssigkeit zu sich nehmen, nicht warten, bis sich ein trockener Mund oder heftiger Durst einstellen. Kräutertees und Wasser ohne Kohlensäurezusatz sind dabei zu bevorzugen.

› Sich ausgewogen und vielseitig ernähren. Besonders Lebensmittel pflanzlichen Ursprungs sind dafür bestens geeignet. Mineralstoffe finden sich vor allem in Obst, Gemüse und in Vollkornprodukten.

› Eine nährstoffschonende Zubereitung, zum Beispiel Dünsten, bevorzugen und wenig Kochwasser sowie wenig Fett verwenden.

› Mit Genussmitteln haushalten. Süßigkeiten, Alkohol, Limonaden, Energy Drinks, aber auch phosphorhaltige Wurstwaren sind wahre Mineralstoffräuber.

Mineralstoffmangel ausgleichen

Wenn sich ein Mensch in einer gesundheitlichen Krisensituation befindet, liegt das Verabreichen von Nahrungsergänzungsmitteln nahe, um eventuellen Mineralstoffmangel auszugleichen. Wir sollten dies aber nicht zur Gewohnheit werden lassen. Neben einem verantwortungsbewussten Arzt oder Heilpraktiker bedarf es bei der Einnahme von Nahrungsergänzungsmitteln auch Eigenverantwortung. Wer preist uns da welches Produkt an, und warum? Was steckt hinter einem solchen Präparat? Wie viel davon ist noch natürlich? Benötige ich das Mittel wirklich, oder nehme ich womöglich aus Sorge einfach alles auf dem Markt Befindliche? Besonders mit Kombipräparaten sollten wir sehr vorsichtig umgehen. Wie bereits erwähnt, können sich die Wirkungsweisen (Magnesium und Kalzium) auch aufheben. Auf solche einfachen Gesetzmäßigkeiten nehmen nicht alle Angebote Rücksicht.

Stellen wir einen eindeutigen Mangel fest, kümmern wir uns am besten zunächst nur um die Behebung dieses klaren, vorherrschenden Mineralstoffdefizits. Anschließend können wir uns getrost den anderen Schwachstellen, sofern dann noch vorhanden, widmen.

Als empfehlenswert bei Mineralstoffmangel hat sich die Einnahme der sogenannten Schüßler-Salze erwiesen. Auf sie werde ich im Folgenden genauer eingehen und insbesondere äußere Anzeichen, beispielsweise bestimmte Gesichtsfärbungen, den einzelnen Schüßler-Salzen zuordnen. Trotz aller Unterstützung bleibt es dennoch wichtig, festzuhalten, dass auch diese Nahrungsergänzungsmittel keine gesunde Ernährung ersetzen. Wie ihr Name schon andeutet, ergänzen sie sie im besten Fall. Doch eine Garantie gibt es nicht.

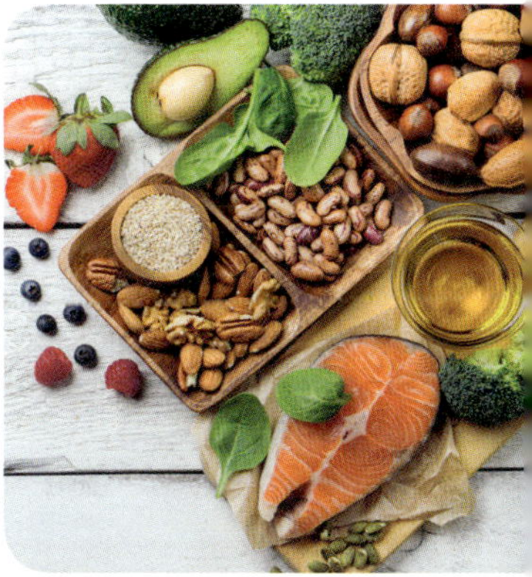

Das beste Mittel, um Mineralstoffmangel vorzubeugen bzw. auszugleichen, ist auf Dauer nur eine ausgewogene und vollwertige, rundum gesunde Ernährung. Es versteht sich von selbst, dass täglich Obst und Gemüse auf dem Speiseplan stehen sollten. Nüsse und Vollkornprodukte sind dazu eine vorteilhafte Ergänzung.

Im folgenden Kapitel finden Sie neben den Erläuterungen, welche Gesichtsmerkmale auf welchen Mangel hindeuten können, auch wertvolle Hinweise dazu, welche Lebensmittel beim Ausgleichen des jeweiligen Defizits behilflich sein können.

Anzeichen von Mineralstoffmangel

Wer kennt sie nicht? Muskelkrämpfe. Besonders bei anstrengenden sportlichen Aktivitäten treten sie auf, aber ein Wadenkrampf kann uns auch aus dem Schlaf reißen. Letztlich geht dem Krampfen ein massiver Mineralienverlust voraus. Im Falle eines Wadenkrampfes tun Betroffene gut daran, sich schnell mit Magnesium zu versorgen. Weitere mögliche Anzeichen von Mineralstoffmangel sind:

› Konzentrations- und Gedächtnisstörungen
› Störungen der körperlichen und geistigen Leistungsfähigkeit
› Müdigkeit, Schlafstörungen
› Nervosität, Kopfschmerzen
› Schwitzanfälle
› Haarveränderungen (z. B. Haarverlust)
› Hautveränderungen
› Schleimhautveränderungen
› Veränderungen der Nägel (z. B. Rillen in den Nägeln)
› Karies
› Verdauungsstörungen
› Blähungen, Verstopfungen
› Muskelschwäche, Muskelkrämpfe
› Appetitlosigkeit
› schlechte Wundheilung
› Beeinträchtigung des Geschmacks- und Geruchssinns

Heißhunger als Hinweisgeber

Ein wertvoller Hinweis auf einen Mangel ist auch Heißhunger. Wenn dieser auftritt, agieren und reagieren Menschen häufig irrational. Manche werden unheimlich gereizt. Andere Zeitgenossen laufen in den Supermarkt und kaufen wahllos eine große Menge Nahrungsmittel ein. Wieder andere stopfen geradezu alles in sich hinein, was sie in der Küche finden können. Der Körper sendet uns mit Heißhunger ein wichtiges Signal: Er will uns wissen lassen, welche Stoffe uns fehlen. Es geht dabei primär um die Inhaltsstoffe, nicht um das kompatible Nahrungsmittel. So dürfen Heißhungerattacken nicht dazu führen, dass wir beispielsweise ungehemmt dem Verlangen nach Süßigkeiten nachgeben. Vielmehr sollten wir uns überlegen, was uns fehlen könnte, und die nötigen Schlüsse ziehen.

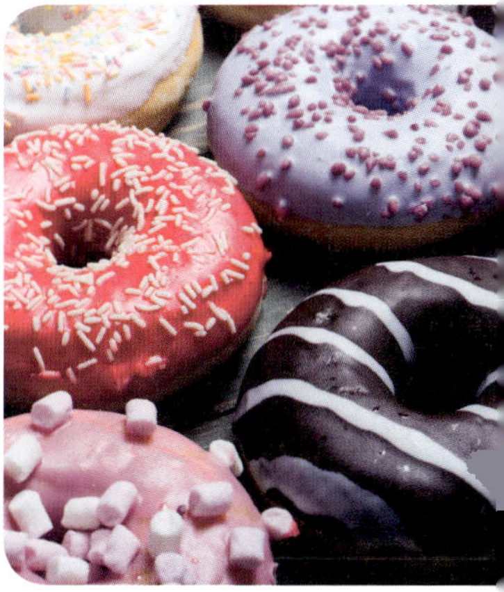

Wichtig ist, festzuhalten, dass hinter dem Heißhunger auf ein bestimmtes Produkt in Wahrheit ein Nährstoffmangel stecken kann. Nachfolgend einige Beispiele für Heißhunger auf bestimmte Nahrungsmittel:

- Bananen
  Hier könnte Melatoninmangel der Grund sein, insbesondere wenn der Wunsch vor der Nachtruhe auftritt und

Schlafstörungen folgen. Auch Kalium- oder Magnesiummangel sind mögliche Ursachen.

› Nüsse und Vollkornprodukte
Hier sind oft Stress und Überforderung der Auslöser. Bei wenigen können dies auch Ängste sein. Diesen voraus geht möglicherweise ein Mangel an Zink sowie an den Vitaminen B6 und C. Übrigens gilt dies auch für den Heißhunger auf Tomaten.

› Sardinen, Leberwurst und Butter
Mit dem Heißhunger auf diese Produkte gehen hin und wieder auch Muskelkrämpfe einher. Möglicherweise fehlen dem Betroffenen Natrium und/oder die Vitamine B1, B6 und C.

› Süßigkeiten
Oft geht Heißhunger darauf mit Energielosigkeit Hand in Hand. Der Blutzuckerspiegel ist abgesunken, der sich durch den Genuss von Süßspeisen jeder Art wieder stabilisiert. Der Lust auf Schokolade bzw. Kakao kann aber auch ein Magnesiummangel zugrunde liegen.

› Salziges
Die einen lieben es süß, die anderen salzig. Heißhunger auf Salziges wie Chips, Salzstangen, Pommes und Co. können ein Hinweis auf Natriummangel sein.

› Fleisch
Heißhunger darauf kann ein Hinweis auf Eisenmangel sein.

Neben diesen und anderen Anzeichen für Mineralstoffmangel, die uns unser Körper fühlen lässt, liefert uns besonders das Gesicht eine Fülle an Hinweisen auf akuten und chronischen Mineralstoffmangel. Auf den folgenden Seiten erfahren Sie, wie uns unterschiedliche Färbungen und andere Gesichtsmerkmale Auskunft über den individuellen Mineralstoffbedarf geben können. Denn jeder Mangel hinterlässt das entsprechende Erscheinungsbild im Antlitz des Menschen.

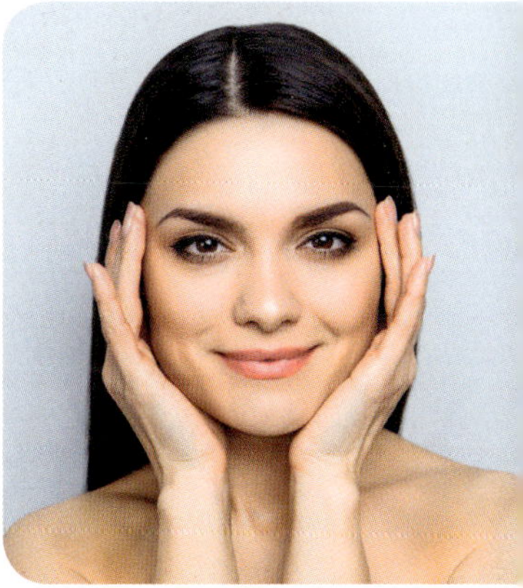

Färbungen

Rotfärbungen

Erröten ist sicherlich die auffälligste Farbveränderung im Gesicht. Das Gesicht verwandelt sich blitzartig in einen »roten Kopf«. Schnell wissen wir, wie sich diese Person fühlt. Doch das schamhafte Erröten, die Verlegenheitsröte, ist nur eine aus einer Reihe von Rot-Färbungen, die sich im Gesicht zeigen können.

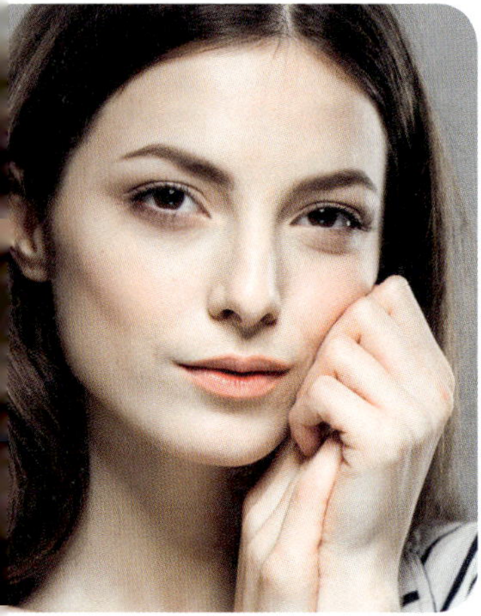

Rötungen im Gesicht lösen ganz unterschiedliche Empfindungen bzw. Assoziationen aus, denn kulturelle und soziale Aspekte und auch die Lebenserfahrung spielen dabei eine Rolle. So kann ein »Säufer« ebenso ein rotes Gesicht haben wie das kindlich wirkende »Rotbäckchen«.

Rot-Färbungen lassen sich, verglichen mit anderen Gesichtsmerkmalen, die gesundheitliche Mängel aufzeigen, relativ leicht erkennen. Doch die genaue Klassifizierung der Rötung stellt einen Gesichtleser ab und an vor Probleme. Hilfreich ist die Position der Färbung. Die Kenntnis über den »Ort« erleichtert die Zuordnung ungemein.

Allgemein unterscheiden wir bei den gesundheitlich bedingten Rot-Färbungen im Gesicht zwischen der Magnesiaröte, der Ferrumröte, der entzündlichen Röte, der gemischten Röte und dem gesunden Rot.

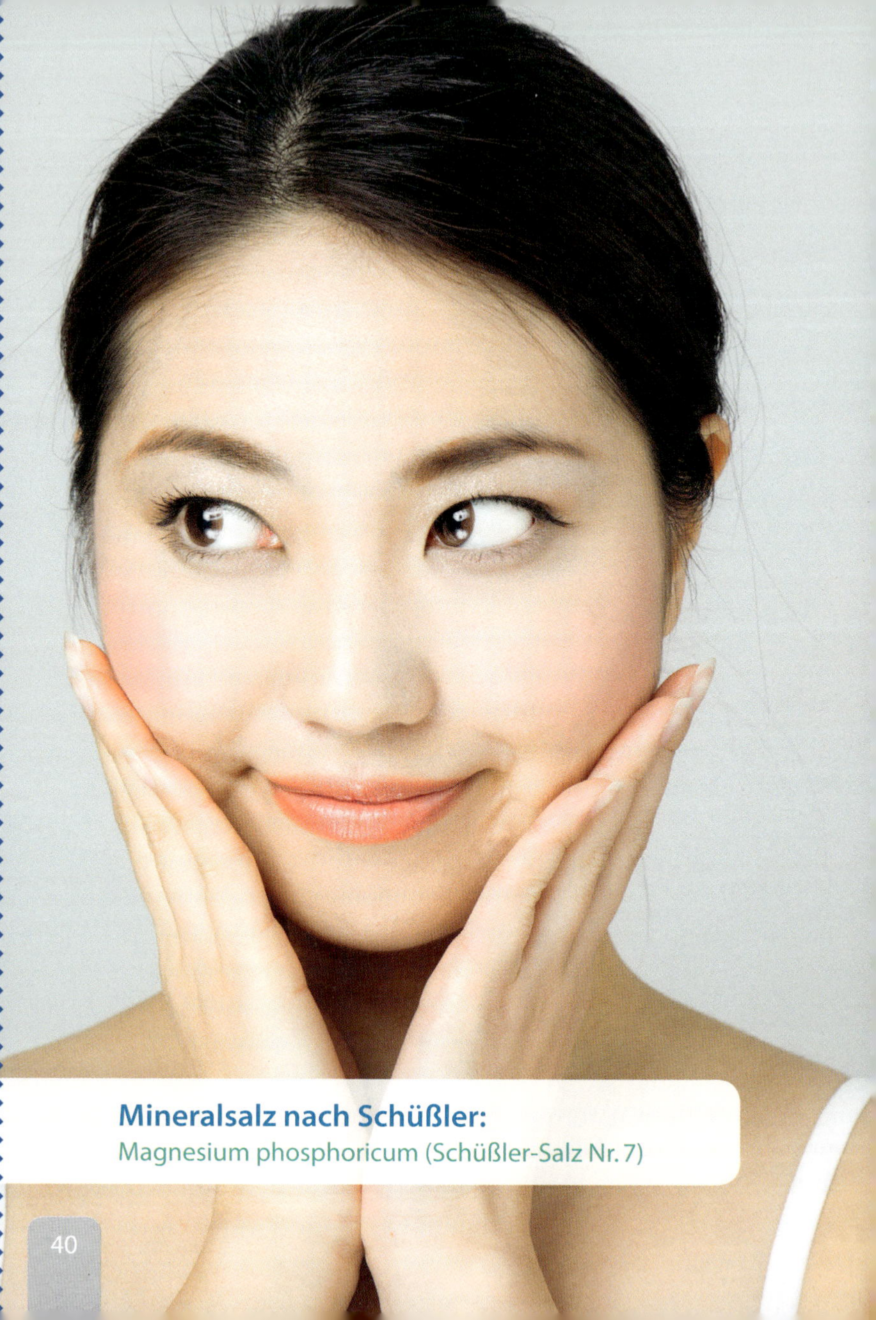

Mineralsalz nach Schüßler:

Magnesium phosphoricum (Schüßler-Salz Nr. 7)

Magnesiaröte

Die Magnesiaröte wird auch gern als »Lampenfieberröte« bezeichnet. Kein Wunder, tritt sie doch bei Menschen, die sehr aufgeregt sind, vielleicht wegen einer Rede, eines Auftritts oder einer Prüfung, als hellrote Flecken auf den Wangen in Erscheinung. Das helle Rot wirkt dabei fast rosafarben. Wir kennen diese Färbung auch auf den Gesichtern von Kindern nach ausgiebigem Toben und von Sportlern bei großer Anstrengung. Die Energie der Betroffenen lässt ab einem gewissen Zeitpunkt aufgrund eines deutlich einsetzenden Magnesiummangels spürbar nach.

Weitere Anzeichen:

gesteigertes Verlangen nach Süßem • Muskelkrämpfe bei Aktivitäten • Wadenkrämpfe in der Nacht • Kopfschmerzen • Migräne • Schlafstörungen • Lidzuckungen • Stimmungsschwankungen

Ausgleichende Nahrungsmittel:

Kakao • Fenchel • Hirse • grünes Gemüse • Vollkornprodukte • ungeschälter Reis • Weizenkleie • Sojabohnen • Erbsen • Bohnen • Rote Bete • Zitrusfrüchte • Cashewkerne • Heilwasser • Linsen • Kohl • Datteln • Rosinen • Kokosnuss • Nüsse • Kastanien • Roggen • Spinat • Ziegenmilch

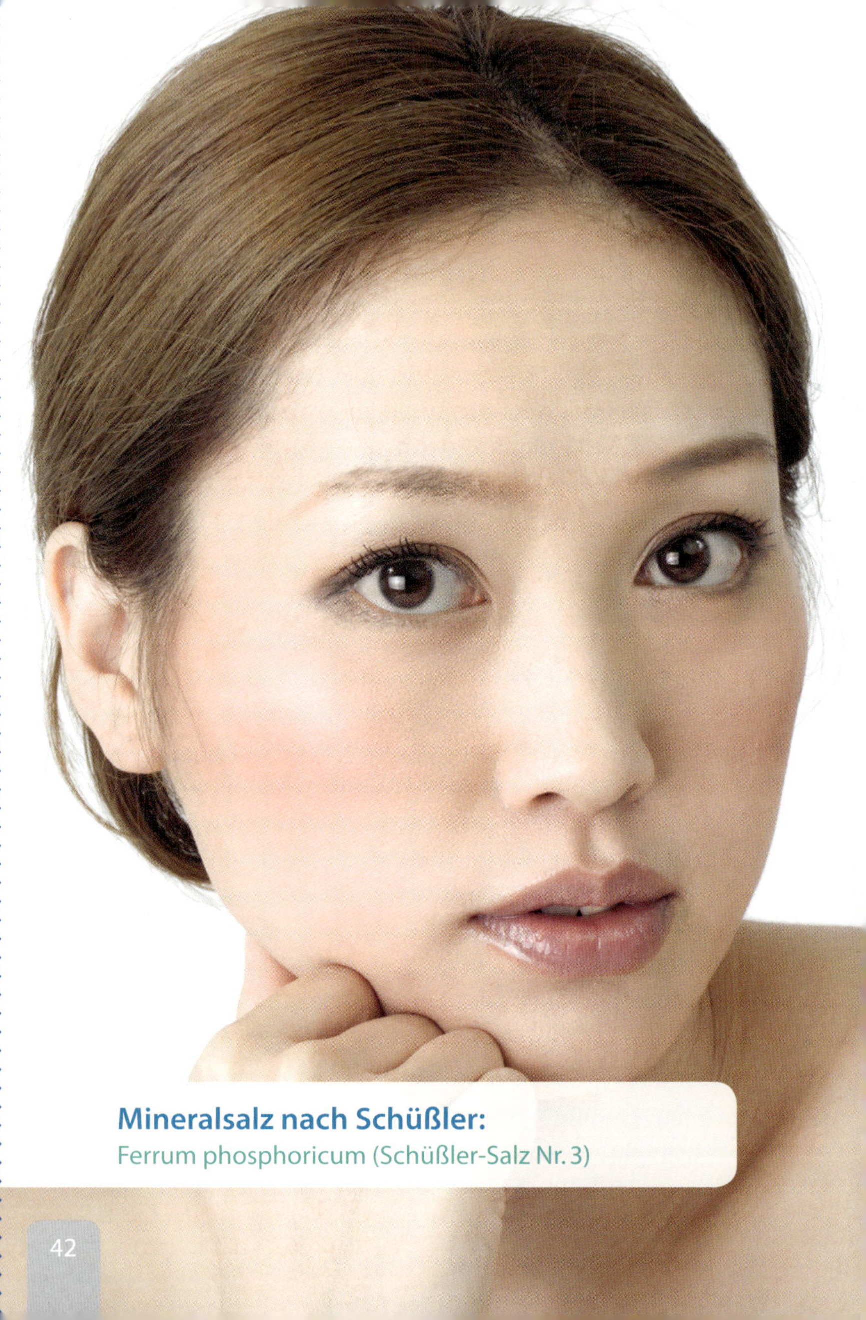

Mineralsalz nach Schüßler:

Ferrum phosphoricum (Schüßler-Salz Nr. 3)

Ferrumröte

Die Ferrumröte trägt den Beinamen »hitzige Röte«, der viel über ihre Eigenschaften verrät. Sie tritt oft nach körperlichen Anstrengungen oder nach Kälteeinwirkung auf. In diesen Fällen verflüchtigt sich die Röte aber rasch. Bei Fieber ist sie dagegen lange anhaltend. Sie beginnt, sich auf der Stirn oder den Ohren auszubreiten. Letztere heben sich, einmal rötlich gefärbt, deutlich vom helleren Teint der Gesichtshaut ab. Mit zunehmender Dauer der Erkrankung erröten die Wangen ebenfalls. Sie »brennen« dann geradezu. Dies stellt ein Abgrenzungsmerkmal zur Magnesiaröte dar, bei der kein deutlicher Temperaturunterschied zum gesunden Körper spürbar ist. Bei der Ferrumröte mangelt es den Betroffenen, wie schon der Name andeutet, allgemein an Eisen. Ein weiteres Kennzeichen dafür sind dunkle Linien unter den Augenlidern.

Weitere Anzeichen:

Erschöpfungsschlaf • Antriebslosigkeit • Müdigkeit • Morgenmuffeligkeit • Durchfall • Verstopfung

Ausgleichende Nahrungsmittel:

Getreidekeime • Buchweizen • Sojaprodukte • Nüsse • Kartoffeln • Linsen • Erbsen • Spinat • Feldsalat • Schnittlauch • Brunnenkresse • Datteln • Erdbeeren • Pflaumen • Quinoa • Roggen • Dinkel • Kichererbsen • weiße Bohnen • Pfifferlinge • Petersilie • Fenchel • Schwarzwurzeln • Brennnesseln • Sesam • Kürbiskerne • Pistazien

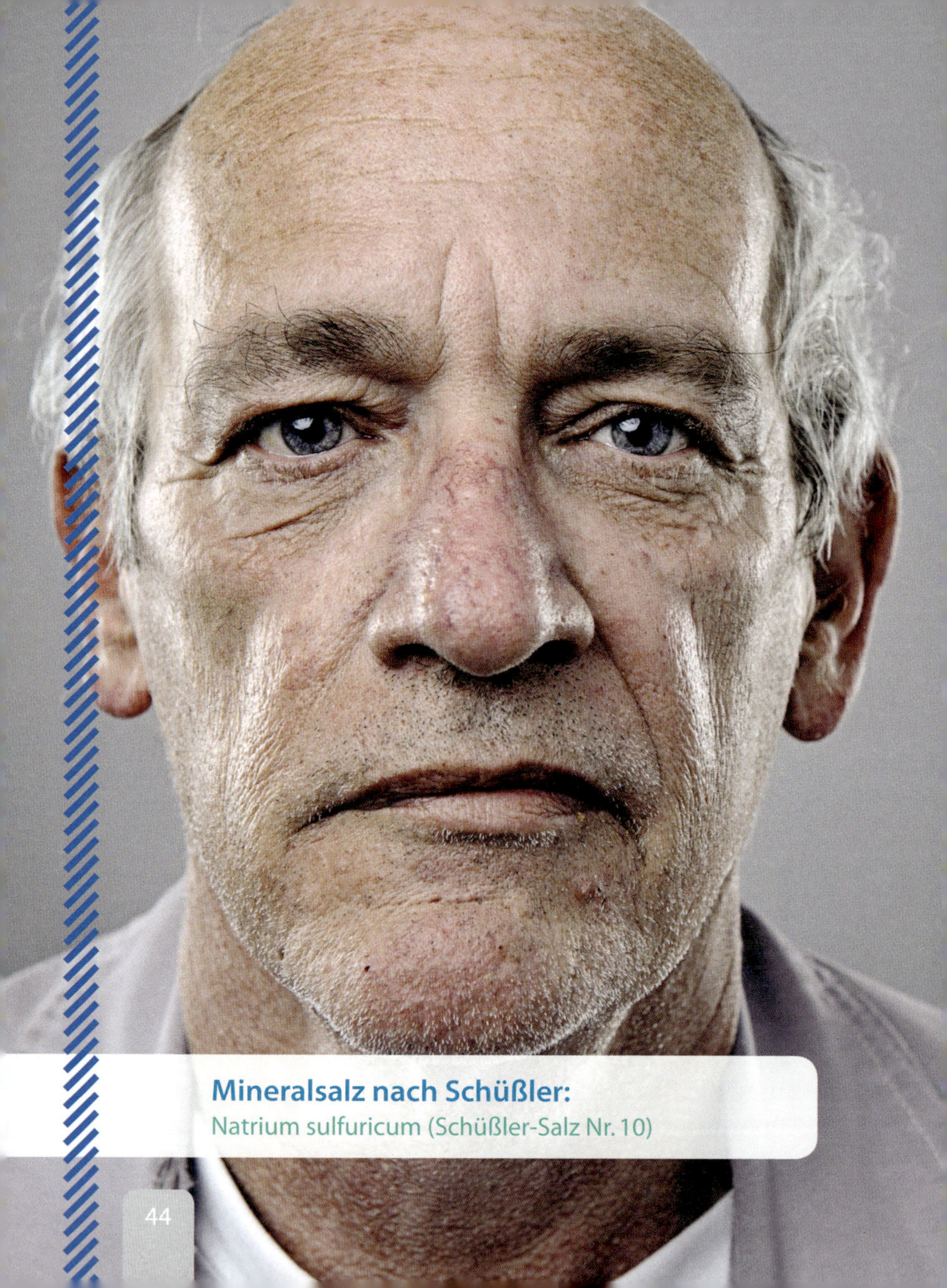

Mineralsalz nach Schüßler:

Natrium sulfuricum (Schüßler-Salz Nr. 10)

Entzündliche Röte

Die entzündliche Röte zeigt sich vorzugsweise auf der Nase. Sie erscheint zunächst an der Nasenspitze und kann sich bis über den gesamten Nasensattel ziehen. Die Färbung reicht nicht tief in die Haut hinein, sondern ist eher oberflächlich. Im Extremfall sind punktuelle, leicht bläuliche Verfärbungen möglich, die sich auch auf den Wangen zeigen können. Die entzündliche Röte kennzeichnet auch »Säufernasen« oder »Frostnasen«. Sie kann aber auch darauf hinweisen, dass der Stoffwechsel eines Menschen vermindert ist.
Ist die Rötung nur auf der Nasenspitze zu sehen, konzentriert sich die gesundheitliche Störung auf den Magen. Dann fehlt Natrium.

Weitere Anzeichen:

ständiges Frösteln • Frieren in der Nacht • Reizbarkeit • Gleichgültigkeit • fehlende Konzentration

Ausgleichende Nahrungsmittel:

Hafer • Hirse • Linsen • Kartoffeln • Zwiebeln • Sellerie • Blumenkohl • Kohl • Rettich • Erdbeeren • Rhabarber • Feigen • Orangen

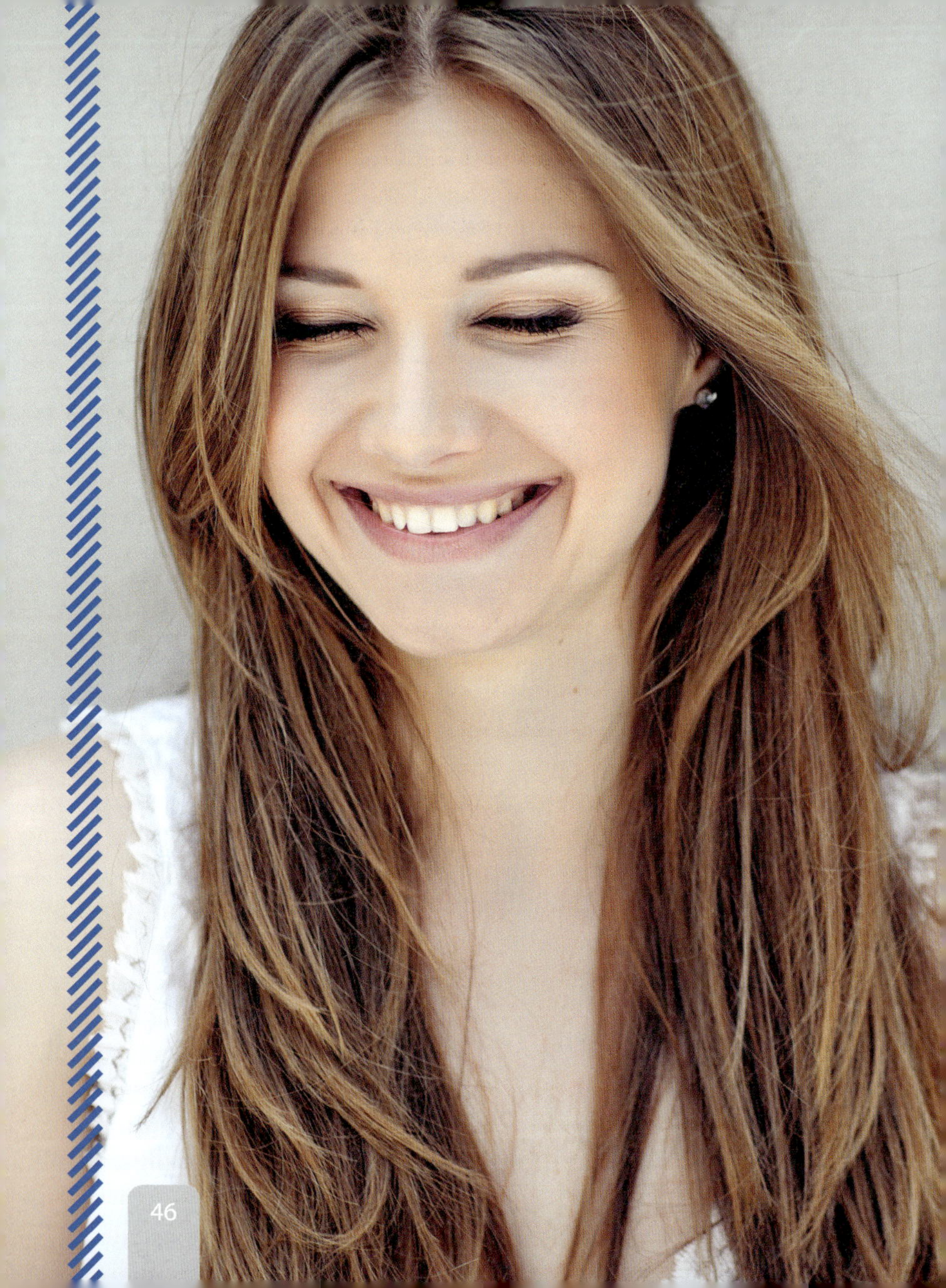

Gesunde Röte

Eine gesunde Röte wünschen sich die meisten Menschen. Sie ist weniger flächendeckend, sondern punktuell und sehr fein über das ganze Gesicht verteilt. Der leichte Rotbraunton verschont jedoch die Nase und die Stirn. Gesunde Röte belebt den Gesichtsausdruck und vermittelt ein attraktives, gesund und erholt wirkendes Äußeres. Eine solche Hautfärbung kann, je nach Hauttyp, nach einem längeren Aufenthalt in der Sonne auftreten. Leider übertreiben einige Zeitgenossen das Sonnenbaden, und die gesunde Röte geht nahtlos in einen Sonnenbrand über.

HINWEIS:

Nicht selten treten mehrere Rottöne zusammen auf. In diesem Fall sprechen wir von einer gemischten Röte. Der Gesichtleser muss nun das vorherrschende Rot erkennen, also die Rötung, die den größten Raum einnimmt und am auffälligsten ist.

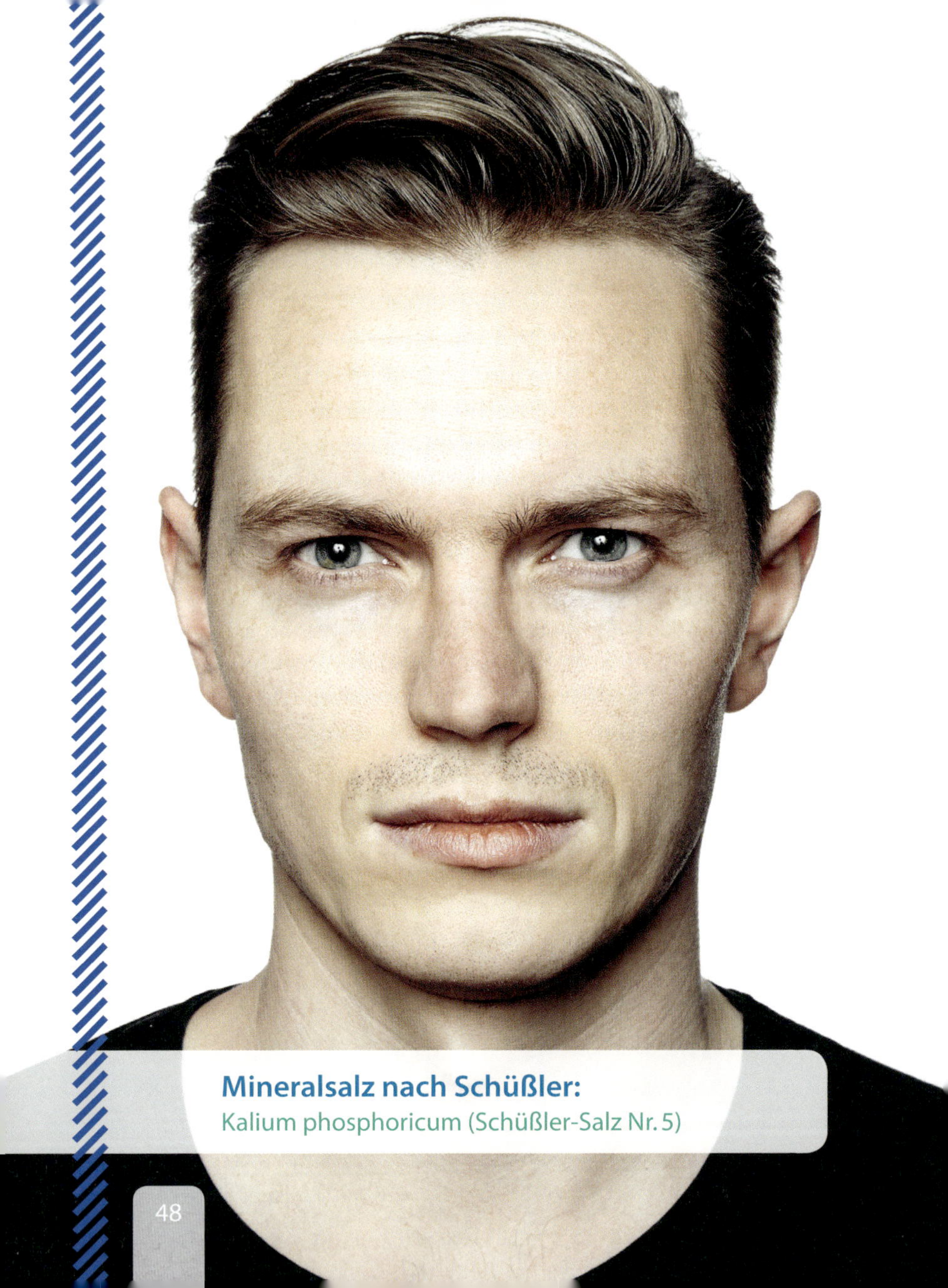

Mineralsalz nach Schüßler:

Kalium phosphoricum (Schüßler-Salz Nr. 5)

Grau- und Schattenfärbungen

Aschgraue Färbung

Die aschgraue Färbung wird auch als »schmutziges« oder »fahles Grau« bezeichnet. Mit mangelnder Sauberkeit hängt sie allerdings nicht zusammen, denn auch durch mehrmaliges Waschen ist diese Färbung nicht vom Gesicht zu entfernen. Sie zeigt sich vornehmlich am Kinn und an den Schläfen. Hin und wieder sind auch die unteren Augenlider betroffen. Der ungewaschene Eindruck wird besonders bei blassen Gesichtern noch verstärkt. Den Betroffenen fehlt Kalium. Das unterstreicht auch häufig eine senffarben belegte Zunge.

Weitere Anzeichen:

Schlaflosigkeit • Erschöpfung • Angst • Trauer • Sorge • Melancholie • mangelhafte Gedächtnisleistung • Trägheit

Ausgleichende Nahrungsmittel:

Vollkornprodukte • Fleisch • Fisch • Geflügel • Eier • Kartoffeln • Blattgemüse • Salat • Brombeeren • Kokosnuss • Nüsse • Kohl • Kresse • Löwenzahn • Oliven • Pastinaken • Rote Bete • Sellerie • Tomaten

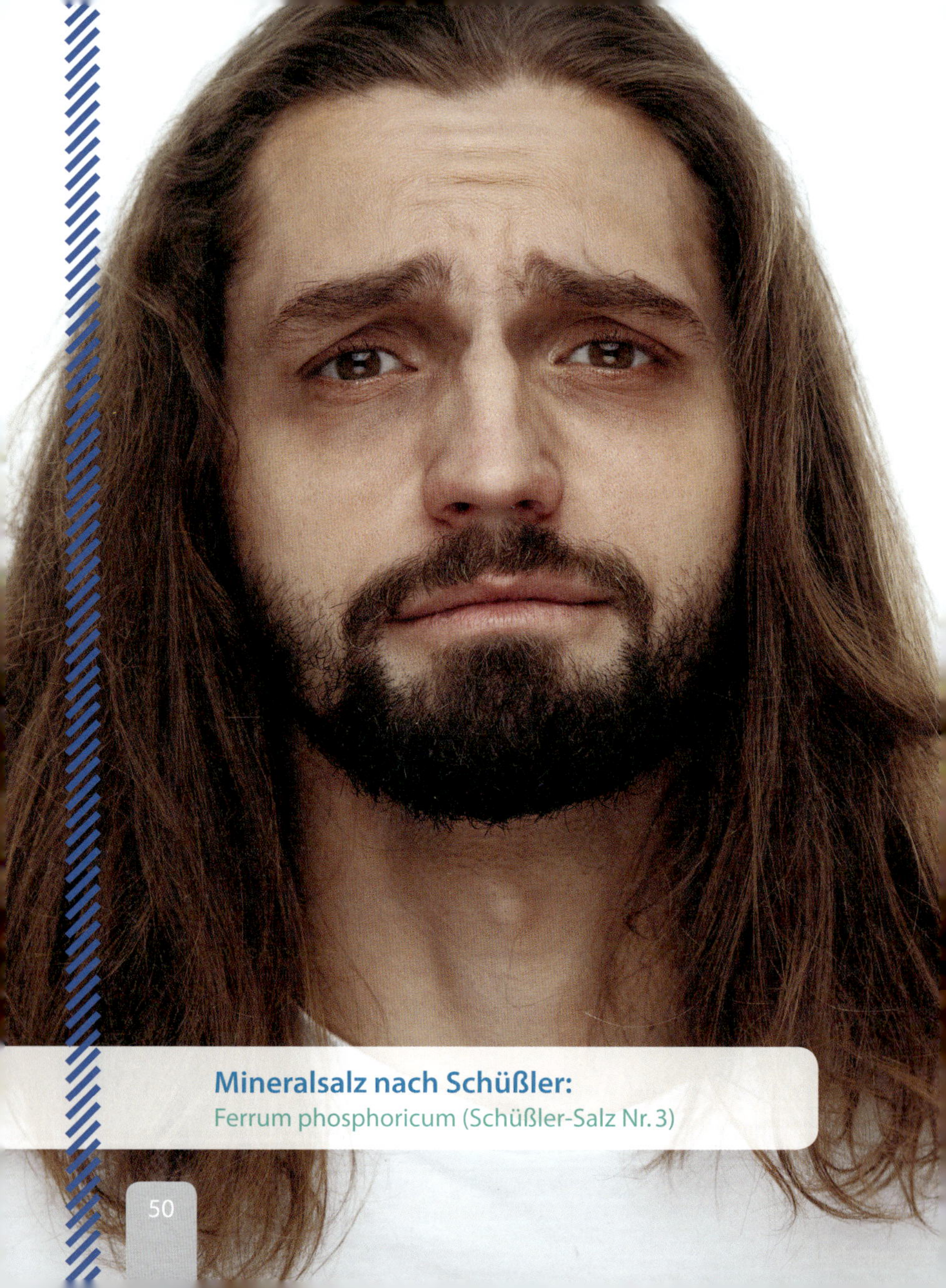

Mineralsalz nach Schüßler:

Ferrum phosphoricum (Schüßler-Salz Nr. 3)

Dunkle Schattenfärbung

Die dunkle Schattenfärbung zeigt sich bei Betroffenen um die Augen herum. Unterhalb des Auges bildet sich ein dunkler Streifen, der hellgrau bis schwarz sein kann. Viele Menschen mit solchen dunklen Streifen gehen immer wieder an ihre physischen Grenzen. Dies kann einen dramatischen Verlust an Eisen bewirken, der häufig ein weiteres auffälliges Gesichtsmerkmal hervorruft: Hohläugigkeit. Dabei wandern die Augen tief ins Innere der Augenhöhlen und erzeugen einen schattenhaften Augenausdruck.

Weitere Anzeichen:

Schlappheit • Müdigkeit • Erschöpfung • Morgenmuffeligkeit • äußere wie innere Unordnung

Ausgleichende Nahrungsmittel:

Getreidekeime • Buchweizen • Sojaprodukte • Nüsse • Kartoffeln • Linsen • Erbsen • Spinat • Feldsalat • Schnittlauch • Brunnenkresse • Datteln • Quinoa • Roggen • Dinkel • Kichererbsen • weiße Bohnen • Pfifferlinge • Petersilie • Fenchel • Schwarzwurzeln • Brennnesseln • Sesam • Kürbiskerne • Pistazien • Erdbeeren • Pflaumen

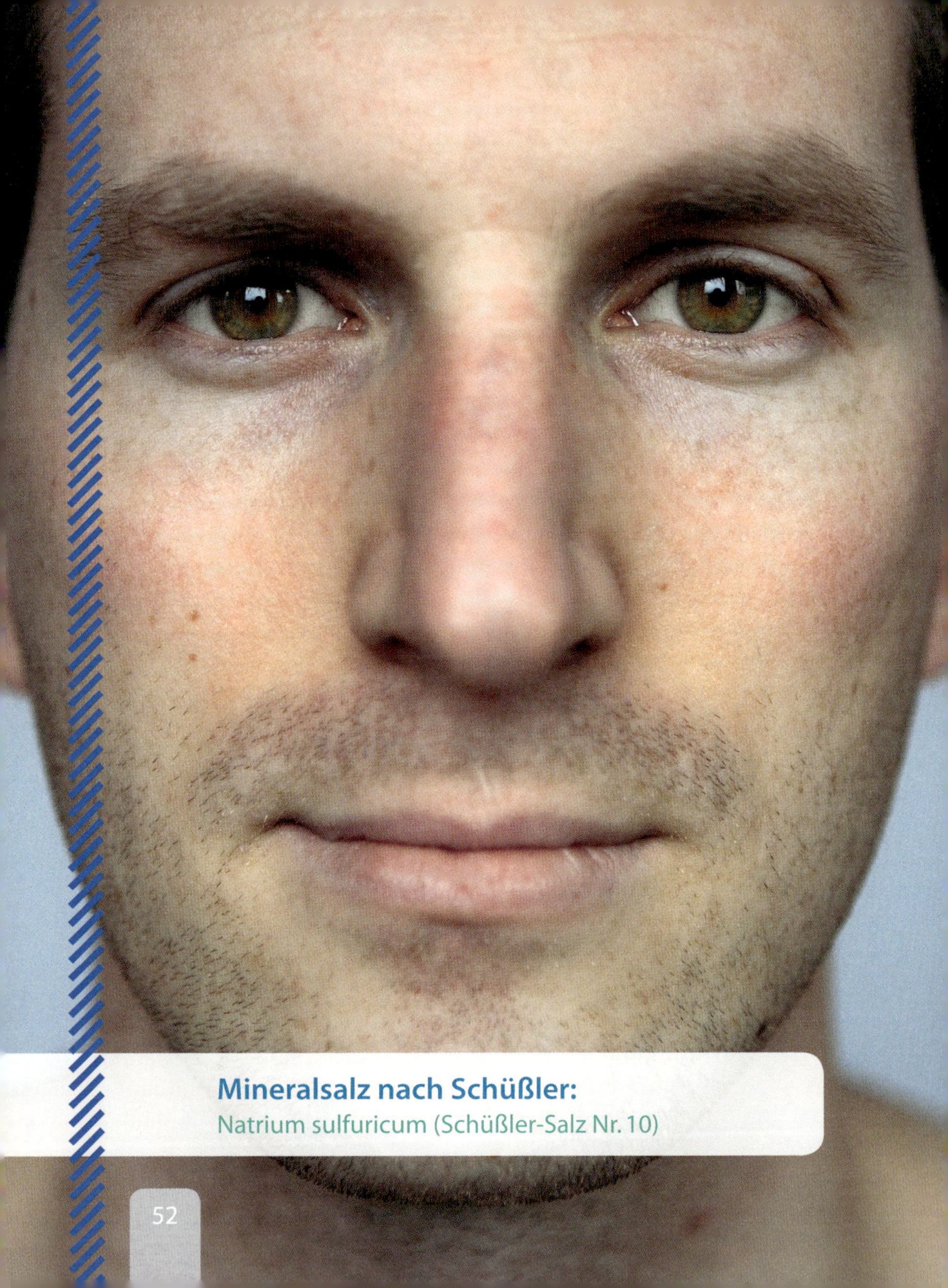

Mineralsalz nach Schüßler:

Natrium sulfuricum (Schüßler-Salz Nr. 10)

Gelb- und Braunfärbungen

Grünlich gelbe Färbung

Die grünlich gelbe Färbung tritt oft mit der entzündlichen Röte auf der Nase auf und ist in der Regel gut erkennbar. Sie kann das gesamte Gesicht betreffen oder sich auch nur auf kleineren Flächen präsentieren, meist auf den Schläfen, den äußeren Augenwinkeln und dem Bereich vor den Ohren. Sie ist auf den Mangel an Natrium zurückzuführen, der sich auch deutlich auf den Gemütszustand auswirkt.

Weitere Anzeichen:

Reizbarkeit • Gleichgültigkeit • Niedergeschlagenheit • erhöhtes Kälteempfinden • Gefühl der Ausweglosigkeit

Ausgleichende Nahrungsmittel:

Hafer • Hirse • Linsen • Kartoffeln • Zwiebeln • Sellerie • Blumenkohl • Kohl • Rettich • Blattsalate • Erdbeeren • Rhabarber • Feigen • Orangen • Äpfel • Karotten • Kopfsalat

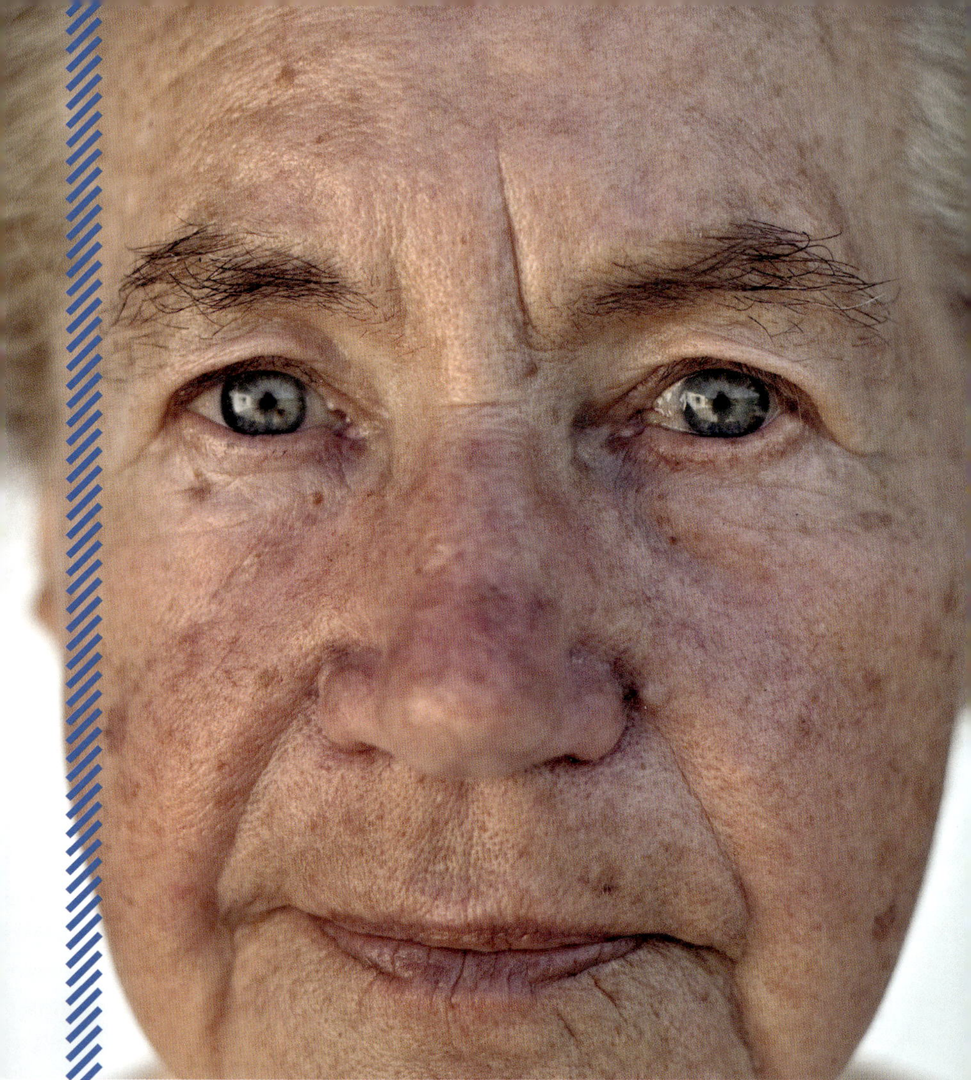

Mineralsalz nach Schüßler:

Kalium sulfuricum (Schüßler-Salz Nr. 6)

Braungelbe Färbung

Die braungelbe Färbung findet sich meist in einzelnen Flecken im Gesicht. Nur im Extremfall bedeckt sie das gesamte Antlitz. Am unteren Augenlid zeigt sie sich oft dunkler und somit auffälliger. Die erhöhte Sonneneinstrahlung im Sommer kann für eine dunklere Färbung als im Winter sorgen. Das Fehlen von Kalium, auf das diese Färbung hinweist, kann sich auch in Form von Leberflecken, Altersflecken oder Sommersprossen zeigen.

Weitere Anzeichen:

Angst • Trauer • Beklemmung • Gefühl des Verlassenseins

Ausgleichende Nahrungsmittel:

Vollkornprodukte • Sonnenblumenkerne • Geflügel • Seefisch • Eier • Kartoffeln • Gemüse • Bananen • Trockenfrüchte

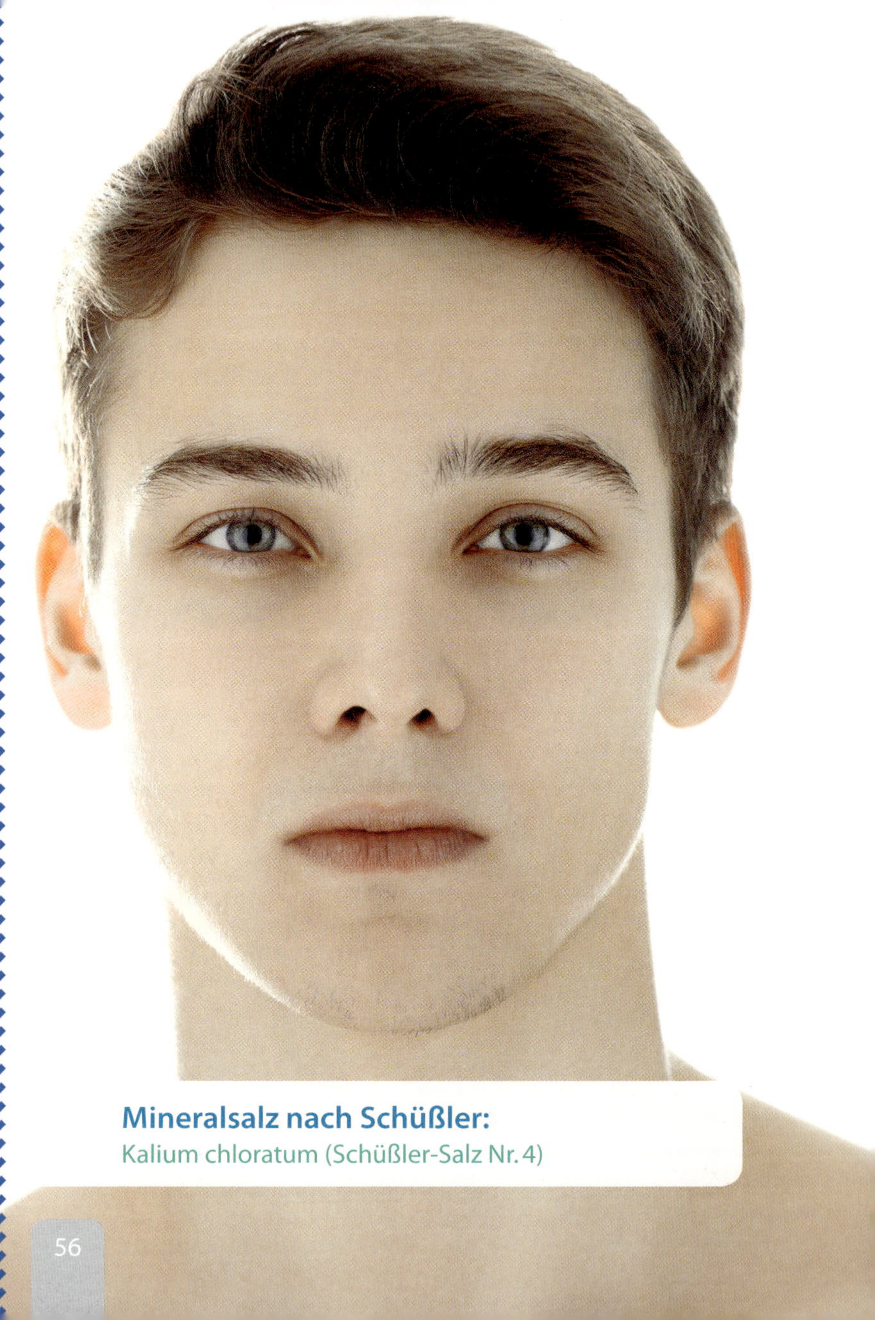

Mineralsalz nach Schüßler:

Kalium chloratum (Schüßler-Salz Nr. 4)

Weißfärbungen

Milchige Färbung

Ein milchiges Gesicht wirkt fast geisterhaft. Menschen mit dieser sogenannten Alabasterhaut fehlt in der Regel Kalium. Ist der Mangel noch nicht groß, findet sich auf den unteren Augenlidern ein milchiger Streifen, der das Auge vom Rest des Gesichts abgrenzt. Manchmal zeigt die Färbung in Ansätzen auch einen rötlich-weißen Schimmer. Dieser ist nicht zwangsläufig auf das Gesicht begrenzt. Bei jungen Frauen erstreckt er sich möglicherweise auch auf die Arme, manchmal auf den ganzen Körper.

Weitere Anzeichen:

Gelenkleiden • Gicht • Rheuma • Entzündungen • erhöhter Wärmebedarf • großes Ruhebedürfnis • Hypersensibilität

Ausgleichende Nahrungsmittel:

Vollkornprodukte • Gerste • Sonnenblumenkerne • Linsen • Fleisch • Seefisch • Geflügel • Kartoffeln • Gemüse • Tomaten • Äpfel • Grapefruits • Zitronen • Trockenfrüchte • Oliven

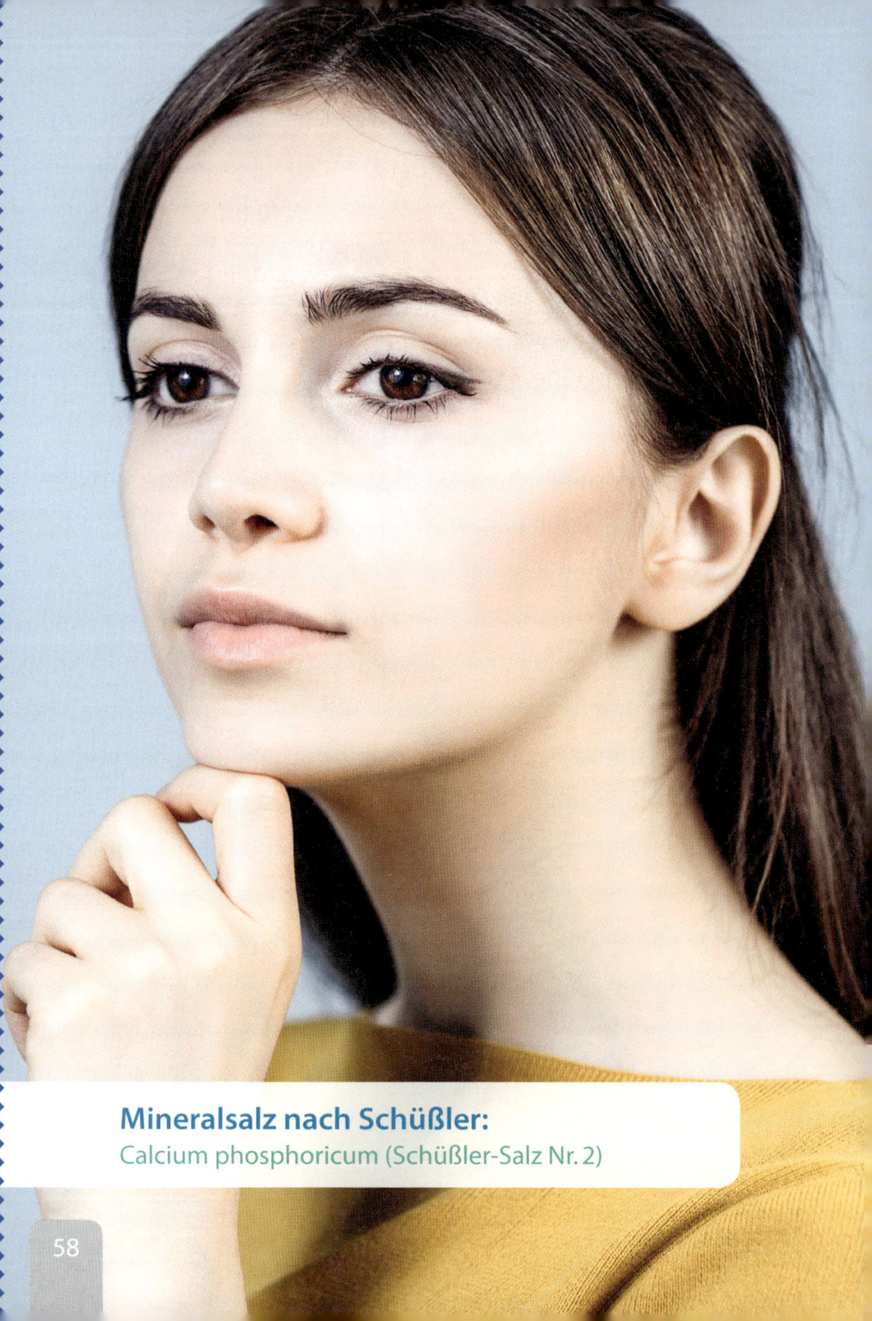

Mineralsalz nach Schüßler:

Calcium phosphoricum (Schüßler-Salz Nr. 2)

Wächserne Färbung

Diese Gesichtsfärbung erinnert an die Puppen in einem Wachsfigurenkabinett. Ob eine wächserne Färbung des Gesichts vorliegt, lässt sich besonders gut an den Ohren oder der Stirn überprüfen. Wenn die betroffene Person, der das Mineral Kalzium fehlt, aktiv wird, tritt hin und wieder ein rötliches Weiß auf. Ein weiterer Hinweis auf Kalziummangel ist außerdem eine weiß belegte Zunge.

Weitere Anzeichen:

andauernde Ermüdung • Mundgeruch • Nervosität • schwere Beine • Allergien

Ausgleichende Nahrungsmittel:

Vollkornprodukte • Nüsse • Mandeln • Fleisch • Fisch • Kartoffeln • Bananen • Zitronen • Spinat • Kohl • Sprossen • Sojabohnen

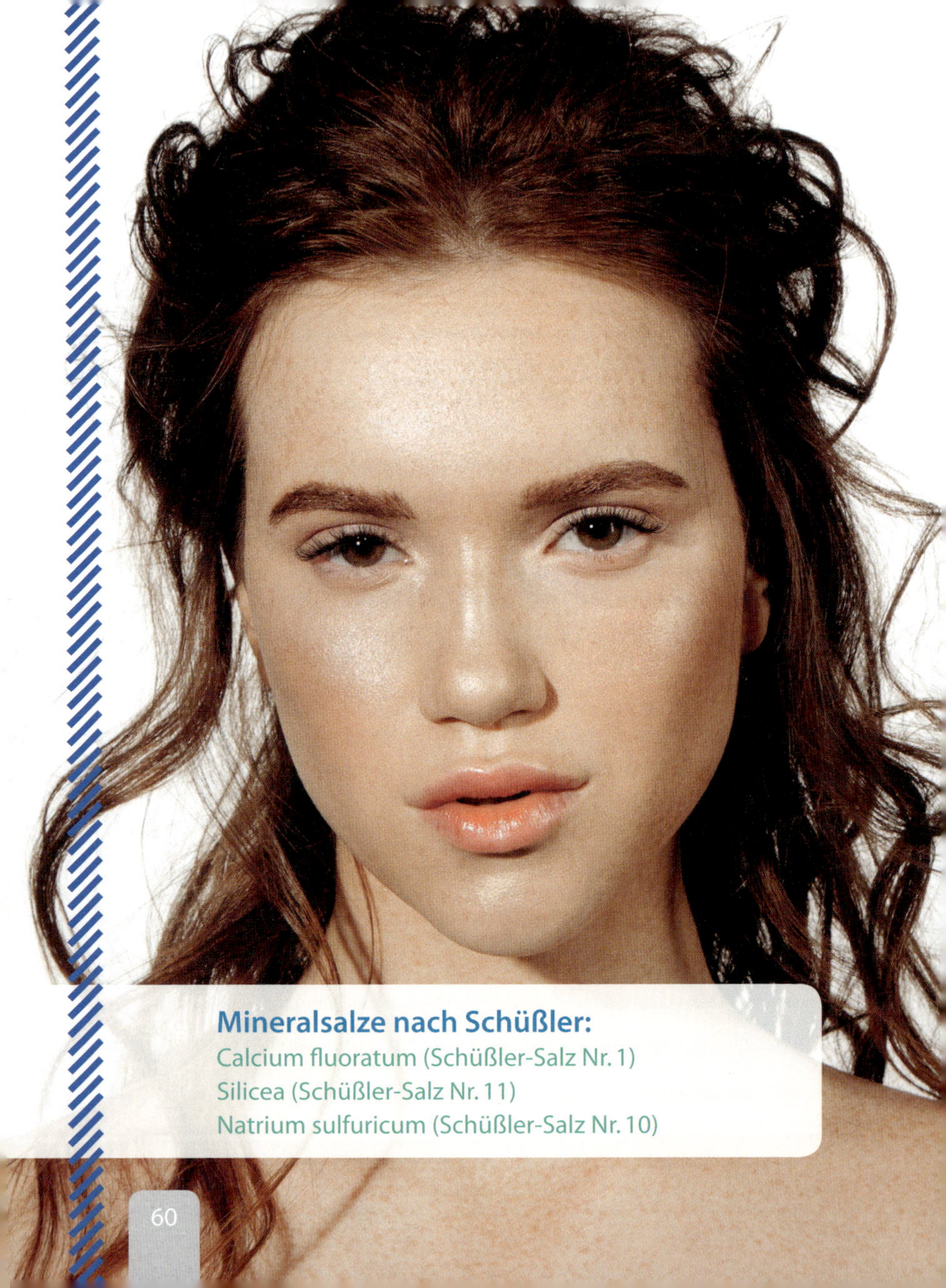

Mineralsalze nach Schüßler:

Calcium fluoratum (Schüßler-Salz Nr. 1)
Silicea (Schüßler-Salz Nr. 11)
Natrium sulfuricum (Schüßler-Salz Nr. 10)

Besonderheiten

Glanzbildung

Wenn sich Glanz auf der Haut bildet, ist auch dies ein möglicher Hinweis auf einen Mineralstoffmangel. Gesunde Haut zeigt dagegen keinen auffälligen Schimmer, wobei wir das Fehlen von Glanz nicht generell mit Gesundheit gleichsetzen dürfen. Für den Gesichtleser gilt es, die verschiedenen Glanzarten unterscheiden zu lernen.

Firnisglanz

Firnis ist ein klarer Schutzanstrich, ein transparenter Überzug. Er kann deshalb getrost auch als »Lackglanz« bezeichnet werden. Dieser Glanz erweckt den Eindruck, die Haut sei mit einem klaren Mittel überzogen worden. Besonders fällt dies an der Stirn auf. Dem Betroffenen fehlt es vornehmlich an Silicea und Kalzium, sofern der Glanz nicht gelblich schimmert. In diesem Fall mangelt es womöglich auch an Natrium.

Ausgleichende Nahrungsmittel:

Fisch • Nüsse • Mandeln • Vollkornprodukte • Butter • Sojabohnen • grünblättriges Gemüse • Pflaumen • Rhabarber • Kresse • Zitronen • Gurken • Pastinaken • Spargel • Löwenzahn • Hirse • Hafer • Spinat • Kohl • Feldsalat • Gurken • Erdbeeren • Feigen • Sellerie • Rettich • Äpfel • Blumenkohl • Karotten • Zwiebeln

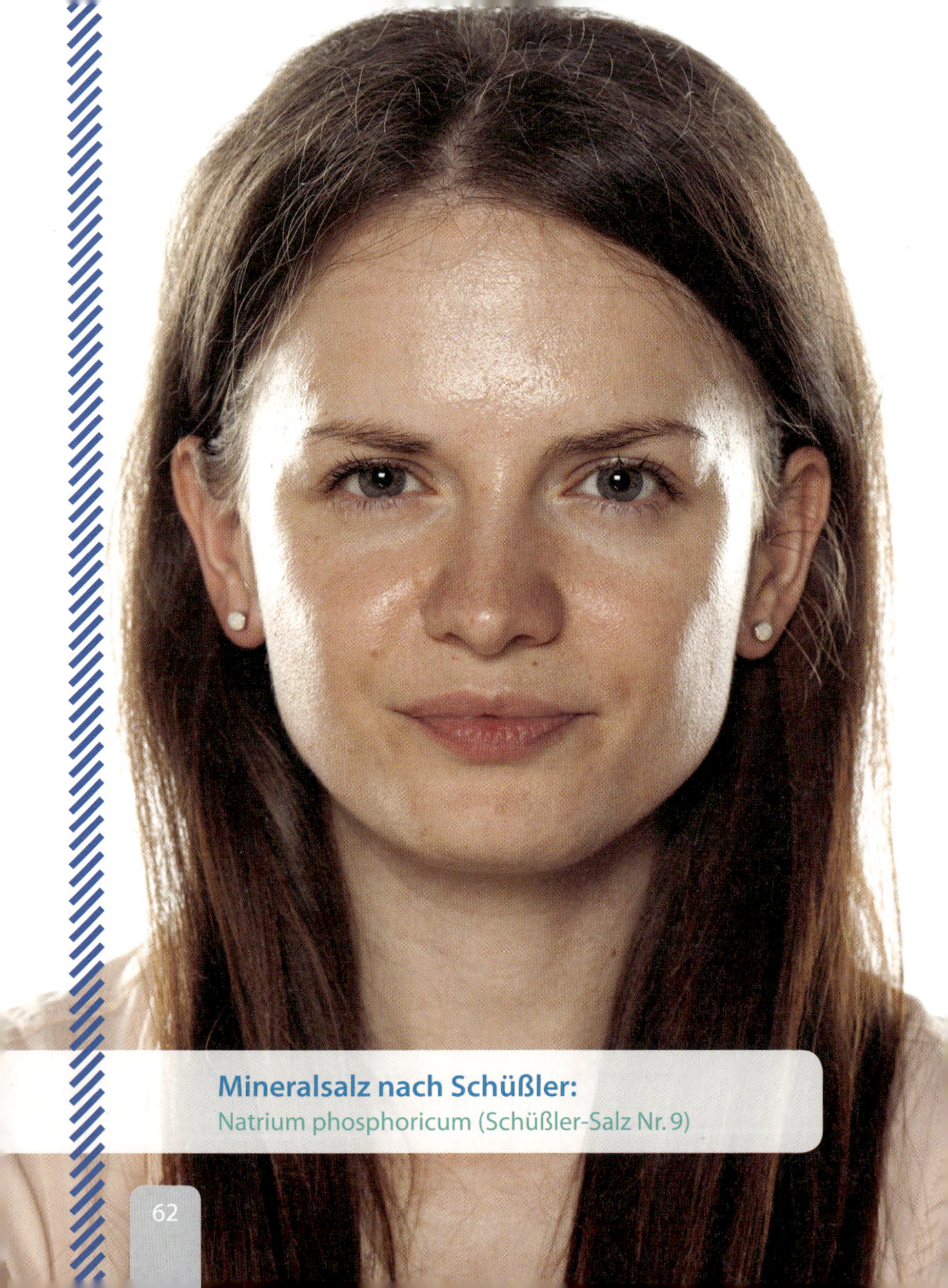

Mineralsalz nach Schüßler:

Natrium phosphoricum (Schüßler-Salz Nr. 9)

Fettglanz

Beim Fettglanz wirkt die Haut so, als sei sie mit Speck oder Fett eingerieben worden. Selbst häufiges Waschen ändert nur temporär etwas daran. Bereits nach wenigen Stunden zeigen sich wieder fettig wirkende Streifen vornehmlich auf Stirn und Nasenflügeln. Doch dabei bleibt es mit zunehmendem Mangel selten. So können in der Folge auch Großporigkeit der Haut und Mitesser auftreten. Selbst das Haar kann vom Fettglanz betroffen sein, Brillenträger haben zudem häufig fettige Brillengläser. Den Betroffenen fehlt es an Natrium.

Weitere Anzeichen:

Sodbrennen • Saurer Stuhl • Gärungsstuhl • Unverträglichkeit von Fett

Ausgleichende Nahrungsmittel:

Roggen • Linsen • Erbsen • Karotten • Sellerie • Erdbeeren • Nüsse • Kohl • Spinat • Löwenzahn • Gerste • Hafer

HINWEIS:

In geräucherten Fleisch- und Fischprodukten, Eiern, Käse, Wurst und Oliven ist ebenfalls Natrium phosphoricum enthalten. Diese Produkte sollten jedoch in Maßen konsumiert werden und eignen sich nicht ideal zum Ausgleich des Mineralstoffmangels.

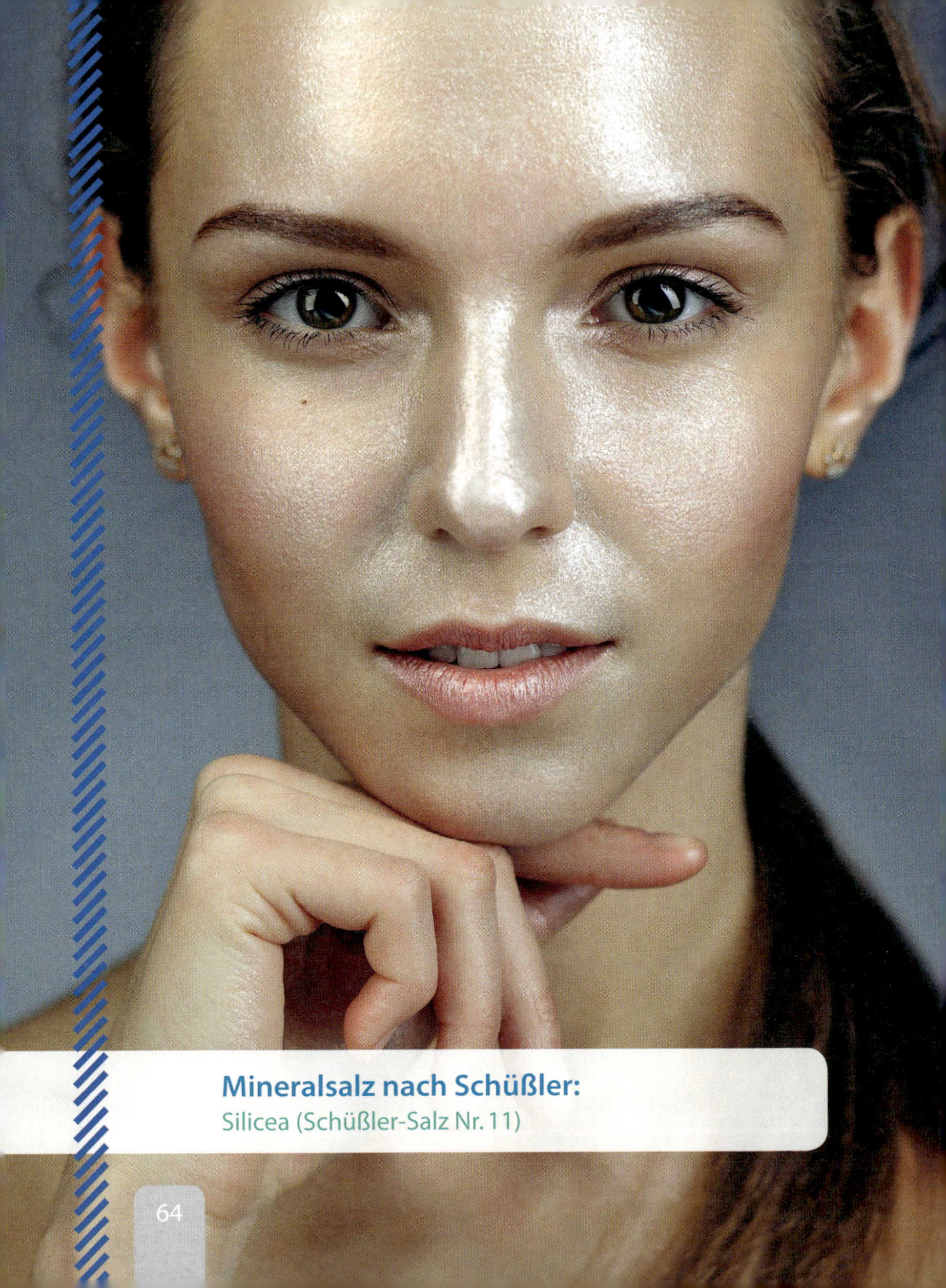

Mineralsalz nach Schüßler:
Silicea (Schüßler-Salz Nr. 11)

Glasurglanz

Der Glasurglanz verleiht dem Gesicht den Anschein, als sei die Haut von einer Glasschicht überzogen worden. Sonnen- und unnatürliche Lichtstrahlen werden fast wie bei einem Spiegel zurückgeworfen. Einige Hautstellen wirken beinahe durchsichtig. Der Glasurglanz wird durch einen Mangel an Silicea verursacht. Er beginnt meist an der Nasenspitze, breitet sich von dort aus und kann mitunter bis zu den Ohren reichen. Hilfreich für das Erkennen des Glasurglanzes sind die an den Außenwinkeln der Augen befindlichen Falten, auch »Sonnen-« oder »Lachfalten« genannt.

Weitere Anzeichen:

Hautveränderungen • Juckreiz • Haarausfall • Entzündungsneigung • Nackenschmerzen

Ausgleichende Nahrungsmittel:

Hirse • Hafer • Spinat • Spargel • Kohl • Feldsalat • Gurken • Erdbeeren • Feigen • Pastinaken • Löwenzahn

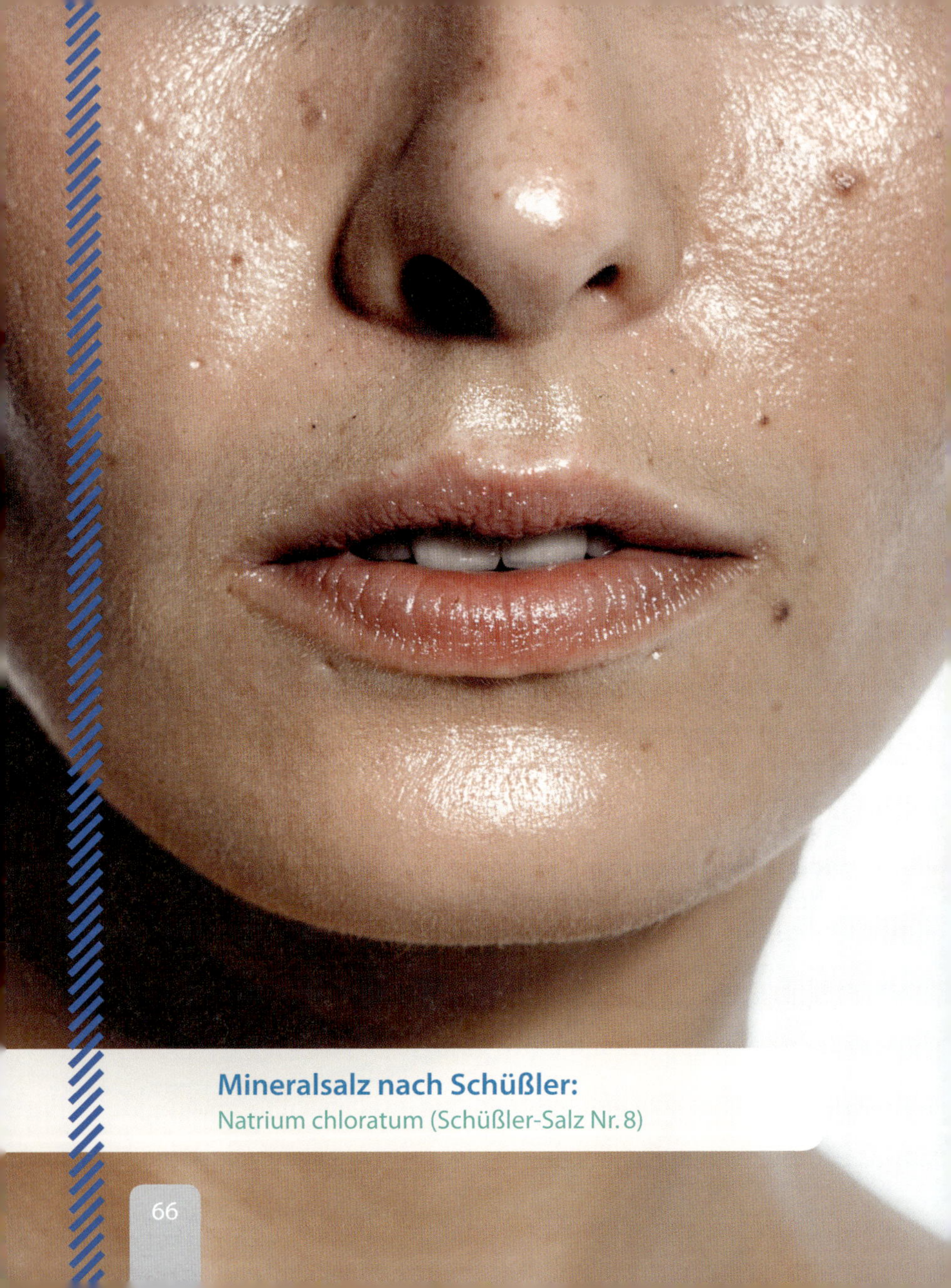

Mineralsalz nach Schüßler:

Natrium chloratum (Schüßler-Salz Nr. 8)

Gelatineglanz

Wenn der Mensch den durchsichtigen Schleimstoff Mucine ausschwitzt, bildet sich der sogenannte Gelatineglanz. Dieser Vorgang geschieht meist unter Sonneneinwirkung. Der Gelatineglanz erscheint zunächst auf der Nase und den angrenzenden Flächen. Er ist deshalb anfänglich nur schwer von anderen Glanzarten zu unterscheiden. Allerdings sind die Hautporen beim Gelatineglanz geöffnet, während sie bei den meisten zuvor genannten Arten fast nicht zu erkennen sind.

Ausgleichende Nahrungsmittel:

Erdbeeren • Feigen • Kokosnuss • Nüsse • Karotten • Kohl • Sellerie • Spinat • Kopfsalat • Hafer • Linsen

HINWEIS:

Natrium chloratum findet sich in zahlreichen Lebensmitteln. Daher ist die Frage berechtigt, ob wir diesbezüglich überhaupt einen Mangel zu befürchten haben. Natürlich ist ein solches Defizit möglich, aber die Zahl der Menschen, die in ihren Mahlzeiten zu viel Salz verwenden, ist weitaus höher. Deshalb sollten wir darauf achten, dass wir Chips, geräucherte Fleisch- und Fischprodukte, Käse und Brühe sowie Mineralwasser mit erhöhtem Natriumgehalt nur sparsam konsumieren.

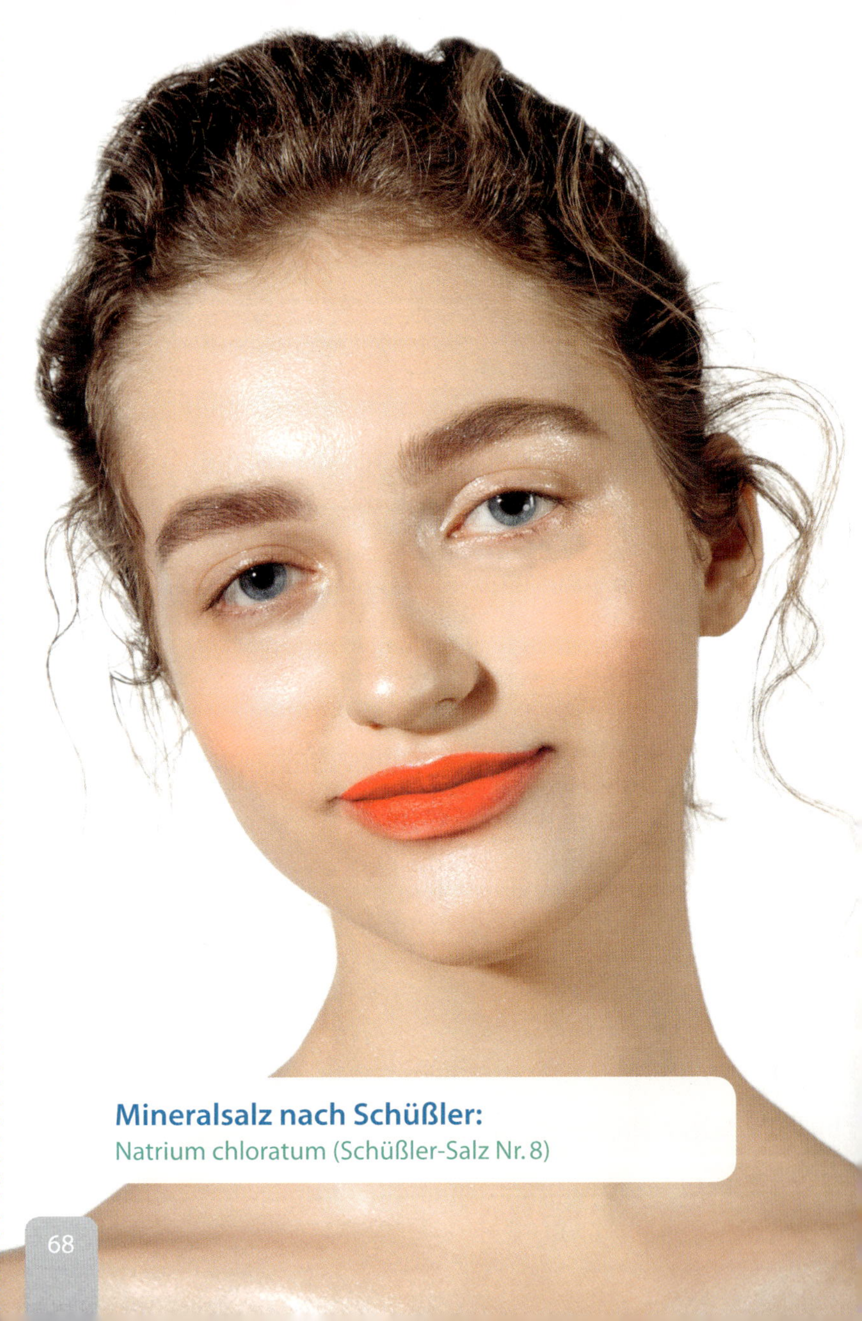

Mineralsalz nach Schüßler:

Natrium chloratum (Schüßler-Salz Nr. 8)

Lidrandstreifen

Entstehen unter dem Lidrand schmierige Streifen, so können wir genau wie beim Gelatineglanz von einem ausgeschwitzten Schleimstoff sowie einem zugrunde liegenden Natriummangel ausgehen. Diese Streifen sind aufgrund ihrer Breite von mehreren Millimetern deutlich sichtbar. In wenigen Fällen überzieht dieser Schleimstoff das Augenlid oder wandert hinunter bis zu den Wangen. Dort verflüchtigt er sich aber meist schnell.

Ausgleichende Nahrungsmittel:

Erdbeeren • Feigen • Kokosnuss • Nüsse • Karotten • Kohl • Sellerie • Spinat • Kopfsalat • Hafer • Linsen

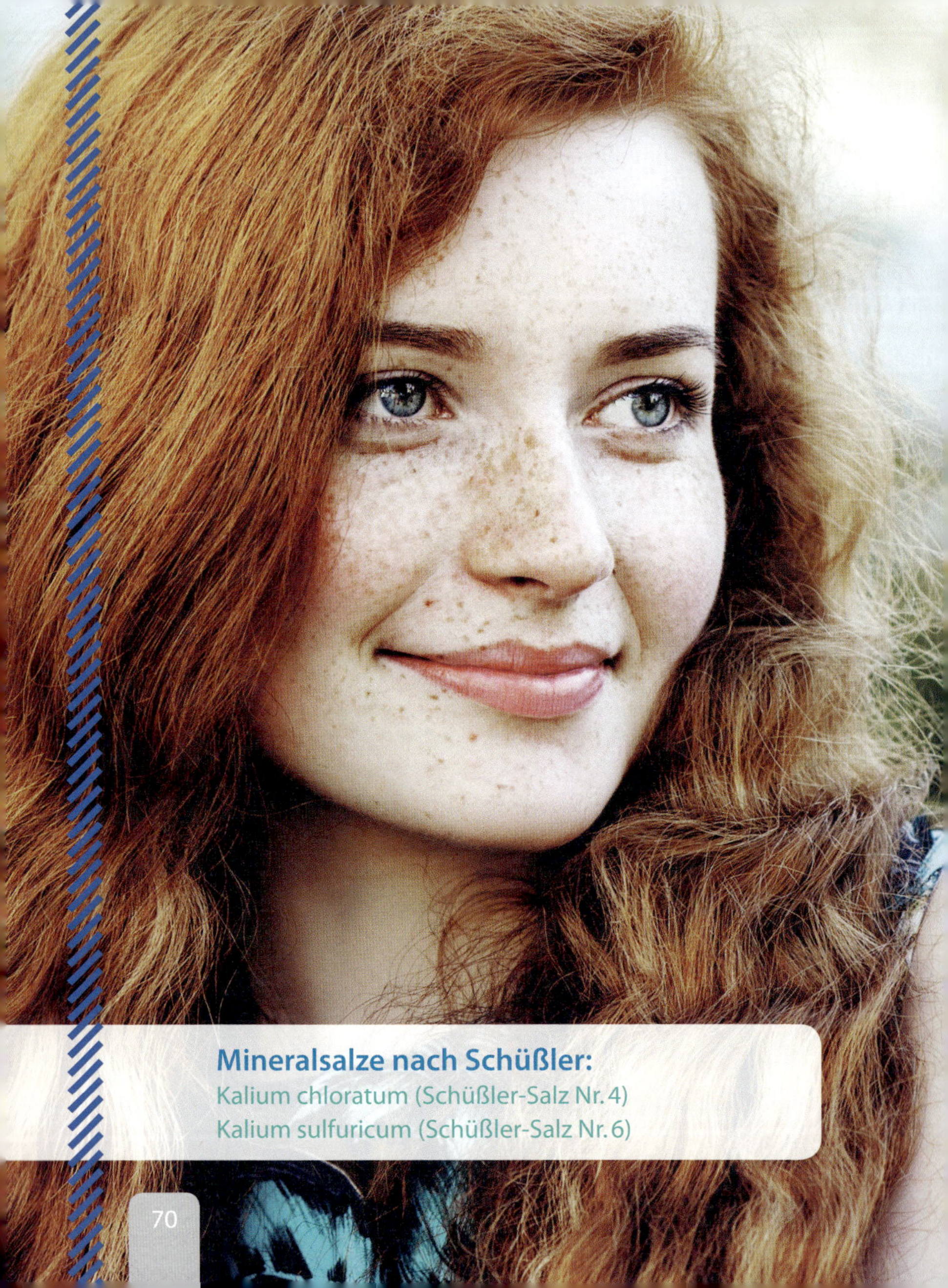

Mineralsalze nach Schüßler:

Kalium chloratum (Schüßler-Salz Nr. 4)
Kalium sulfuricum (Schüßler-Salz Nr. 6)

Sommersprossen

In vielen Kulturen stehen Sommersprossen hoch in der Gunst. Sie verleihen ihren Trägern einen dynamischen, oft jugendlichen Anschein, was diese zu echten Sympathieträgern machen kann. Einige Betroffene sind bisweilen jedoch weniger glücklich über ihr ganz besonderes Hautmerkmal. Das ist in Bezug auf die zugrunde liegende erhöhte Empfindlichkeit durchaus nachvollziehbar. Ein ausreichender Schutz vor zu viel Sonneneinstrahlung ist unerlässlich. Nicht umsonst werden Sommersprossen auch als »Sonnenvorhänge« bezeichnet. Sie entstehen durch die Ablagerung von Farbstoffen, also von Pigmenten, die beim Schutz der Haut anfallen. Kaliumreiche Lebensmittel können helfen, Sommersprossen weniger zahlreich sichtbar werden zu lassen.

Ausgleichende Nahrungsmittel:

Vollkornprodukte • Gerste • Eier • Sonnenblumenkerne • Linsen • Fleisch • Seefisch • Geflügel • Kartoffeln • Gemüse • Tomaten • Äpfel • Grapefruits • Zitronen • Trockenfrüchte • Oliven • Bananen

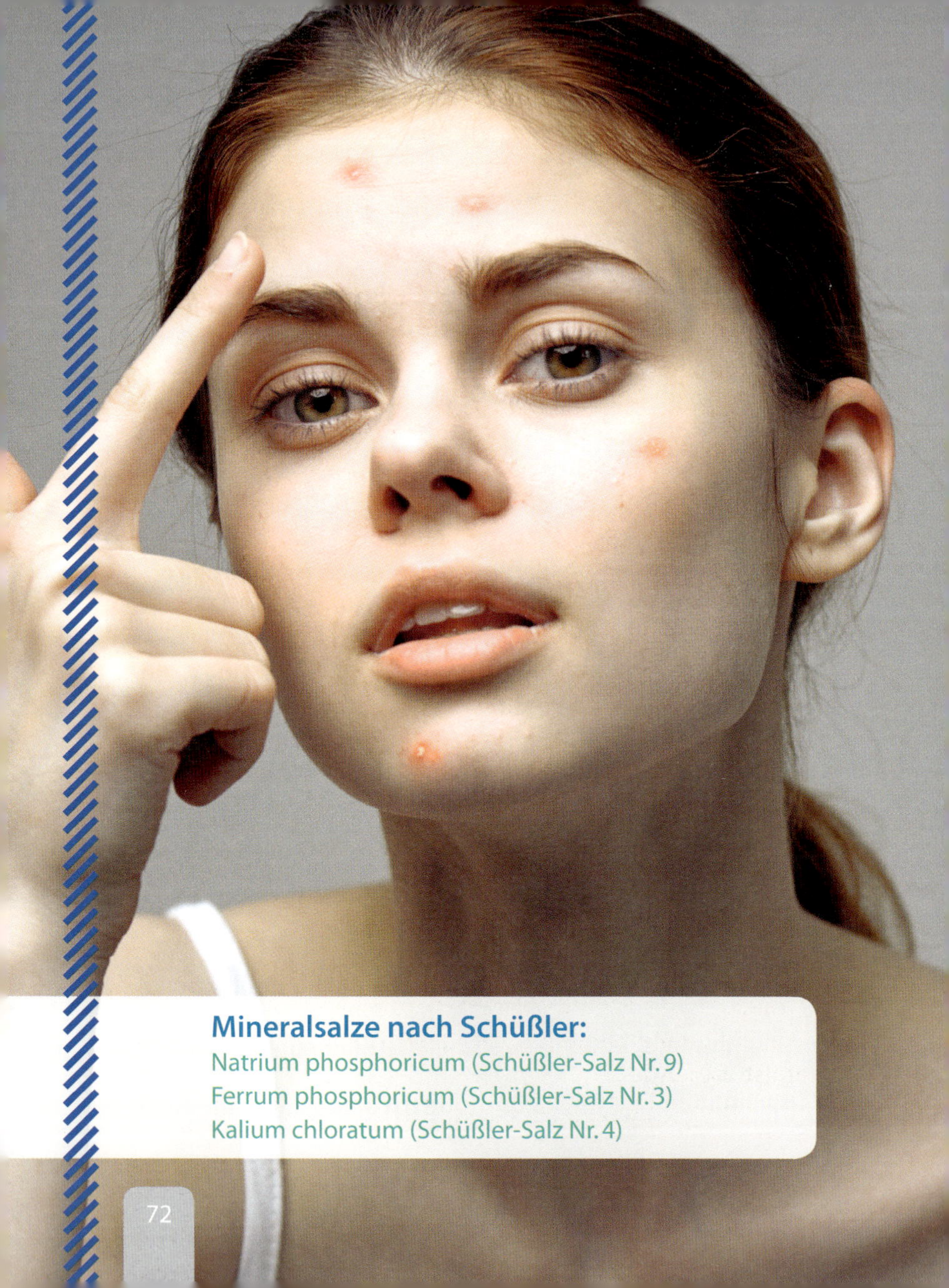

Mineralsalze nach Schüßler:

Natrium phosphoricum (Schüßler-Salz Nr. 9)
Ferrum phosphoricum (Schüßler-Salz Nr. 3)
Kalium chloratum (Schüßler-Salz Nr. 4)

Mitesser und Pickel

Von Mitessern sprechen wir bei verstopften Talgdrüsen der Haut. Diese sind in der Regel nach außen trichterförmig erweitert, oft lässt sich ein kleiner schwarzer Punkt erkennen. Mitesser zeigen sich meist nur bei glanzloser Haut. Bei fettiger und/oder glänzender Haut erscheinen lediglich unscheinbare kleine Pünktchen. Dann sind die Talgdrüsen auch nicht nach außen geweitet. Ein Pickel wiederum ist eine Entzündung, die sich in der Regel in einer verstopften Pore entwickelt. Der Follikel reißt, und Talg gerät ins Hautgewebe. In diesem Fall ist Natrium hilfreich, aber auch Eisen und Kalium.

Ausgleichende Nahrungsmittel:

Roggen • Linsen • Erbsen • Karotten • Sellerie • Erdbeeren • Nüsse • Vollkornprodukte • Getreidekeime • Trockenfrüchte • Sojaprodukte • Kartoffeln • Spinat • Zitronen • Feldsalat • Schnittlauch • Brunnenkresse • Datteln • Gerste • Äpfel • Sonnenblumenkerne • Tomaten • Grapefruits • Buchweizen

HINWEIS:

In geräucherten Fleisch- und Fischprodukten, Eiern, Käse, Wurst und Oliven ist ebenfalls Natrium phosphoricum enthalten. Diese Produkte sollten jedoch in Maßen konsumiert werden und eignen sich nicht ideal zum Ausgleich des Mineralstoffmangels.

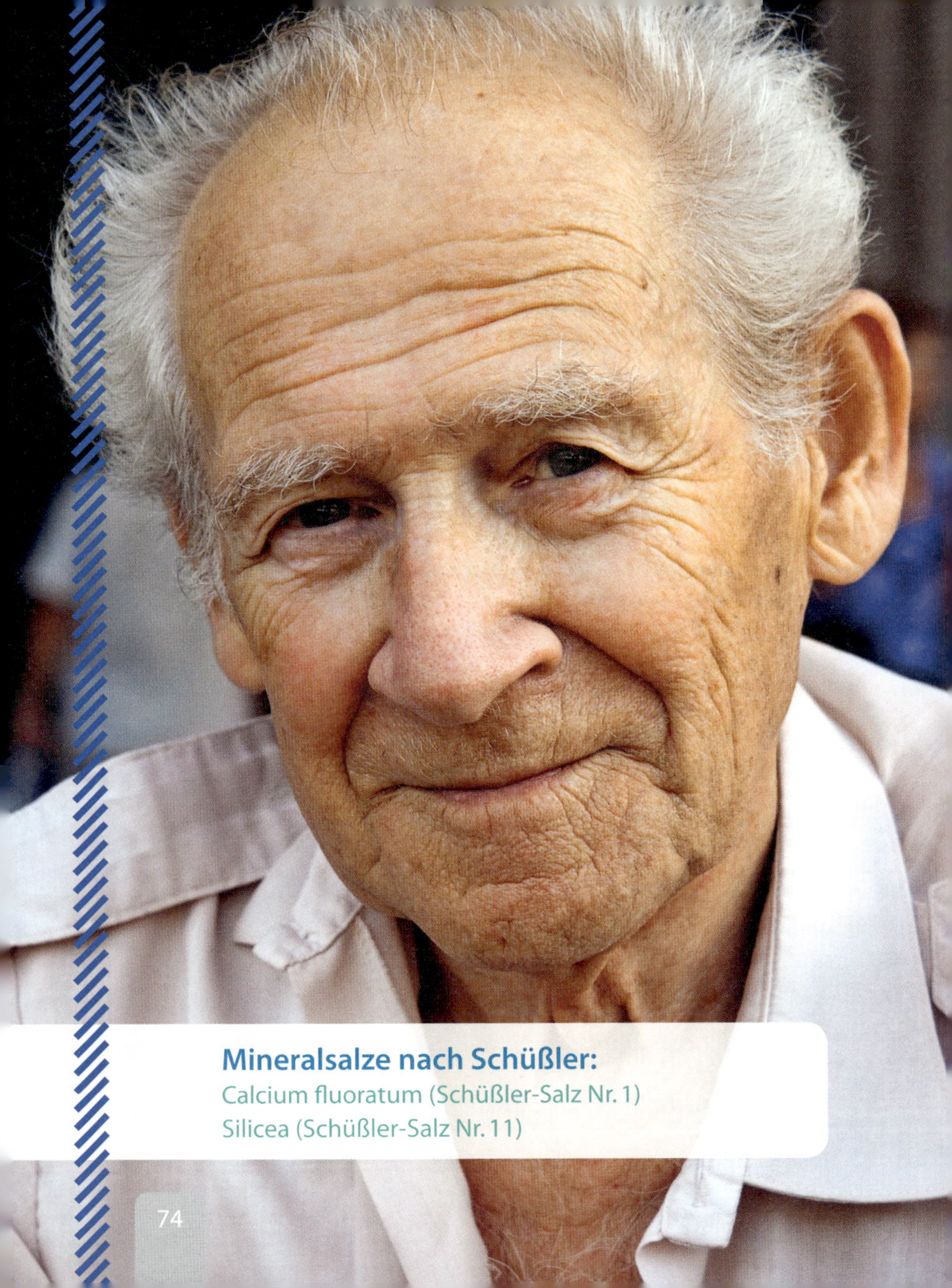

Mineralsalze nach Schüßler:

Calcium fluoratum (Schüßler-Salz Nr. 1)
Silicea (Schüßler-Salz Nr. 11)

Falten

Großflächige, auffällige Falten bilden sich meist auf der Stirn oder den Wangen. Besonders interessant sind jedoch die weniger offensichtlichen Bereiche. Gesichtleser richten deshalb ihr Augenmerk gern auch auf die inneren Augenwinkel. Dort, am Übergang von der Nase zum Auge, können kleine Längs- und Querfalten zu sehen sein. Dieses kreuzförmige Muster wird als »Würfel-« oder »Fächerfalten« bezeichnet. Liegt diesen Kalziummangel zugrunde, finden sich oft eingerissene Hautstellen an den Händen, und es zeigt sich eine starke Hornhautbildung an Händen und Füßen.

Weitere Anzeichen:
Gelenkprobleme • Belastungsschmerzen • Zahnfleischprobleme • eingerissene Zunge • eingeschränktes Sehen

Ausgleichende Nahrungsmittel:

Hirse • Hafer • Spinat • Spargel • Kohl • Feldsalat • Gurken • Erdbeeren • Feigen • Nüsse • Mandeln • Vollkornprodukte • Butter • Sojabohnen • grünblättriges Gemüse • Rhabarber • Kresse • Zitronen • Pastinaken • Löwenzahn

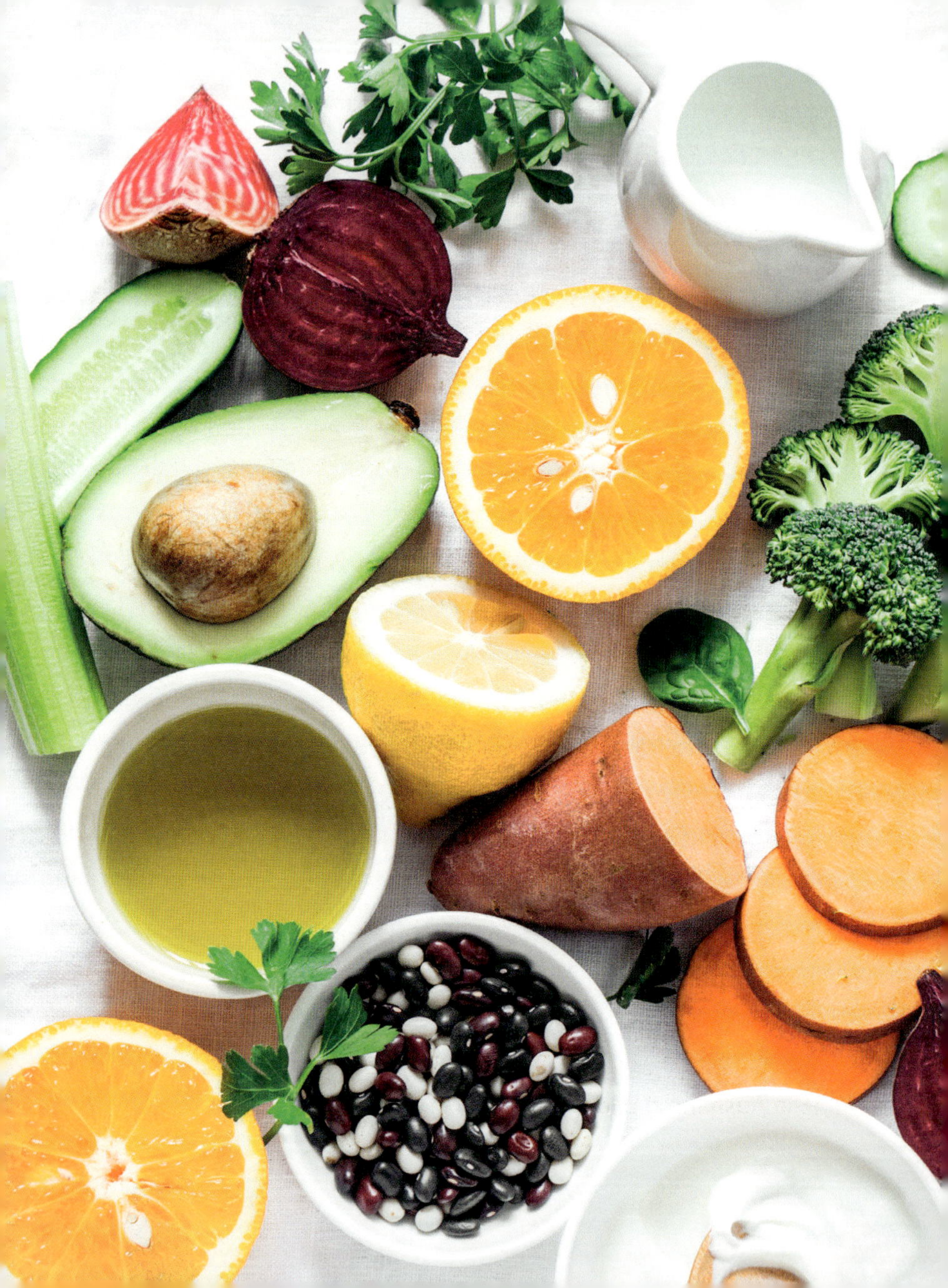

Vitaminmangel

Vitamine sind organische Verbindungen, die jeder Organismus für lebenswichtige Funktionen benötigt. Da der körpereigene Stoffwechsel sie nicht bedarfsdeckend selbst produzieren kann, müssen sie über die Nahrung aufgenommen werden.

Anders als Fette, Kohlenhydrate und Eiweiße werden Vitamine nicht als Grundbausteine und nur indirekt zur Energiegewinnung genutzt – in dem Sinne, in dem sie die Verwertung dieser Stoffe, deren Ab- und Umbau, regulieren. Jedoch sind sie an anderen wichtigen Prozessen direkt beteiligt, beispielsweise dem Aufbau und Schutz unserer Zellen. Eine große Bedeutung kommt den Vitaminen auch bei der Blut- und Knochenbildung sowie bei der Regulation des Stoffwechsels zu.

Für seine Gesundheit und Vitalität benötigt der Körper eine ausreichend große Menge von 13 lebenswichtigen Vitaminen. Diese werden in fettlösliche (A, D, E, K) und wasserlösliche (C, B1, B2, B3, B5, B6, B7, B9, B12) Vitamine unterschieden und dementsprechend im Körper gespeichert. Die fettlöslichen Vitamine werden in der Leber und im Fettgewebe eingelagert. Die wasserlöslichen Vitamine hingegen werden von der Darmwand aufgenommen und gelangen auf diese Weise direkt ins Blut. Der Körper kann sie nicht speichern – eine Ausnahme bildet das Vitamin B12.

Vitaminmangel erkennen

Nehmen wir zu wenig Vitamine zu uns, zeigt sich unser Körper geschwächt und reagiert sehr schnell mit Mangelerscheinungen. Oft gehen dabei sichtbare und fühlbare Zeichen Hand in Hand. Die klassischen Symptome sind Kopfschmerzen, Konzentrationsschwierigkeiten, Müdigkeit, Muskelschwäche und Leistungseinbruch. Sie sind die wohl auffälligsten Hinweise auf ein unterversorgtes Immunsystem. Dies wiederum macht den Körper anfälliger für Krankheiten. Wenn es um den Schutz geht, zeichnen sich besonders die B-Vitamine aus, die das Immunsystem unterstützen. Sie tragen zum Zellwachstum bei, verbessern die Qualität der Schleimhäute und helfen dem Körper zudem, Krankheitserreger frühzeitig zu erkennen.

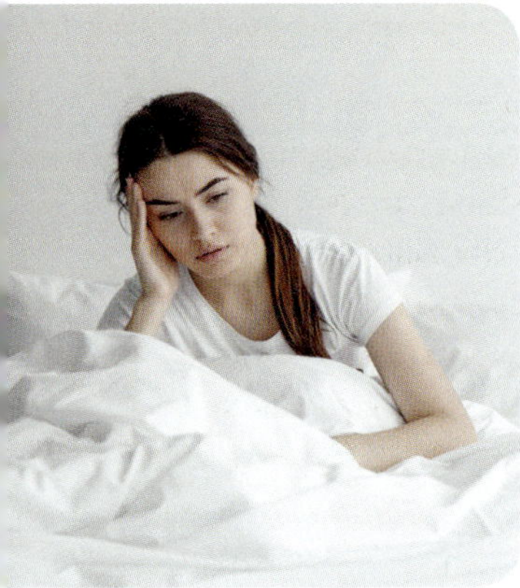

Kurzübersicht der Vitamine

- Vitamin A

  Vitamin A ist für unsere Haut und die Schleimhäute von großer Bedeutung, besonders, was die Zellneubildung und Zellentwicklung betrifft. Aber auch für die Sehkraft ist es von großer Wichtigkeit. Ein Mangel zeigt sich beispielsweise an vermindertem Sehvermögen bei zunehmender Dunkelheit, der sogenannten Nachtblindheit.

- Vitamin B1 (Thiamin)

  Dieses Vitamin ist für die Energiegewinnung von großer Bedeutung, da es an der Verstoffwechselung von Nährstoffen, besonders Kohlenhydraten, aus der Nahrung beteiligt ist. Ebenso wichtig ist es für den Aufbau von Fettsäuren und Eiweiß, aber auch für die Funktion der Nerven. Ein Mangel zeigt sich spürbar durch eine große Müdigkeit, die mit einer schnellen Reizbarkeit einhergeht.

- Vitamin B2 (Riboflavin)

  Auch dieses Vitamin ist an der Energiegewinnung beteiligt. Neben der Verstoffwechselung von Fett- und Aminosäuren erfüllt es wichtige Funktionen in der Atmungskette. Schmerzhafte Entzündungen in der Mundschleimhaut sind häufig die spürbarsten Zeichen eines Mangels. Aber auch Wachstumsstörungen und Hauterkrankungen können ein Hinweis sein.

- **Vitamin B3 (Niacin)**
  Vitamin B3 ist am Stoffwechsel und der Energiebereitstellung beteiligt. Mehr noch: Vitamin B3 hilft, Schäden an der Erbsubstanz zu reparieren. Es fördert das mentale Wohlbefinden, die Motivation und Konzentration. Zudem sorgt es für ein gesundes Erscheinungsbild von Haut und Haaren. Wird dem Körper nicht ausreichend Vitamin B3 zugeführt, macht sich dies häufig durch Magen-Darm-Beschwerden und neurologische Auffälligkeiten bemerkbar.

- **Vitamin B5 (Pantothensäure)**
  Das Vitamin trägt zu einer normalen Synthese und dem Stoffwechsel von Steroidhormonen und einigen Neurotransmittern bei. Ein Mangel macht sich meist über Müdigkeit, Schlaflosigkeit bis hin zu Depressionen bemerkbar.

- **Vitamin B6 (Pyridoxin)**
  Vitamin B6 ist das herausragendste Coenzym im Aminosäurestoffwechsel. Es ist an der Bildung von Botenstoffen in den Nerven und im Fettstoffwechsel beteiligt. Pyridoxin ist ebenfalls beim Aufbau von Eiweiß hilfreich. Zudem hat es eine große Bedeutung für unser Zellwachstum und die Bildung des roten Blutfarbstoffs. Blutarmut, spröde Lippen und Hautausschläge sind sichtbare Anzeichen von Mangelzuständen.

- **Vitamin B7 (Biotin)**
  Vitamin B7 ist als Bestandteil von Enzymen an Stoffwechselprozessen beteiligt und unterstützt das Zellwachstum sowie die Proteinbiosynthese. Ein Mangel dieses Vitamins, das auch als »Vitamin H« bezeichnet wird, äußert sich durch Appetitlosigkeit, Muskelschmerzen, Hautveränderungen und Anfälligkeit für Infekte.

- **Vitamin B9 (Folsäure)**
  Vitamin B9, besser bekannt als »Folsäure«, ist für die Zellteilung und Neubildung von Zellen unentbehrlich. So leistet es auch einen Beitrag zum Schutz vor Herz-Kreislauf-Erkrankungen. Reizbarkeit, Schwindel, Kurzatmigkeit, aber auch Durchfall und eingeschränkter Geschmackssinn sind spürbare Zeichen eines vorliegenden Mangels.

- **Vitamin B12 (Cobalamin)**
  Vitamin B12 fördert unsere körperliche und geistige Leistungsfähigkeit. Es ist ein wahrer Allrounder, der unser Immunsystem und bestimmte Stoffwechselvorgänge unterstützt und sich nicht zuletzt für die Blut- und Zellbildung mitverantwortlich zeigt. Müdigkeit, Herzrasen, Hautveränderungen und auch Zungenentzündungen sind spürbare Hinweise auf einen Mangel.

- **Vitamin C**
  Vitamin C ist an vielen Prozessen und Funktionen im Körper beteiligt. So reguliert es den Stoffwechsel und stärkt das Immunsystem. Es wird zum Aufbau des Bindegewebes benötigt, ist antioxidativ, bekämpft freie Radikale und

schützt die Zellen. Blutungen im Mund-Rachen-Bereich, auch am Zahnfleisch, bis hin zu Zahnausfall sind Zeichen eines bedrohlichen Mangels an Vitamin C.

- Vitamin D
  Vitamin D unterstützt den Körper bei der Aufnahme von Kalzium aus dem Darm und den anschließenden Einbau in die Knochen. Es reduziert entzündliche Prozesse der Haut und hat weitreichende Funktionen im Zusammenhang mit der Zellreifung und dem Immunsystem. Das sogenannte Sonnenvitamin hat eine Sonderstellung unter den Vitaminen, denn der Körper kann es mithilfe von Sonnenlicht selbst produzieren. Abgeschlagenheit und Stimmungsschwankungen sind häufig die Folge von Vitamin-D-Mangel.

- Vitamin E
  Auch dieses Vitamin trägt zur Gesunderhaltung und Vitalität bei. Es bekämpft freie Radikale und schützt so unsere Zellen und Gefäße. Ein Mangel an Vitamin E führt häufig zu verminderten Reflexen, Schwierigkeiten in der Bewegungskoordination und Muskelschwäche.

- Vitamin K
  Vitamin K ist für die Blutgerinnung von großer Bedeutung. Zudem ist es am Knochenaufbau beteiligt und unterstützt die Nierenfunktion. Ein Mangel kann sich durch schnelle und häufige Bildung von blauen Flecken zeigen. Noch wichtiger ist jedoch eine Abklärung bei Blut im Urin oder pechschwarzem Stuhlgang.

Woher Vitamine nehmen?

Auf dem großen Markt der Nahrungsergänzungsmittel finden sich zahllose Anbieter von Vitaminpräparaten. Was vor vielen Jahren mit dem Multivitaminsaft im Angebot des Supermarktregals begann, ist längst ein Milliardengeschäft geworden. Nicht nur das Marketing, auch der Preis und die Qualität der Produkte sind von sehr unterschiedlicher Qualität. Die Beratung des Kunden wird wiederum oft dem Beipackzettel überlassen.

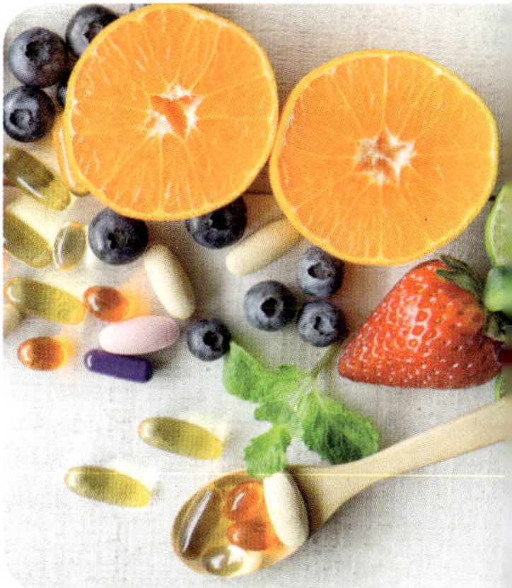

Es ist wichtig, sich vor Augen zu halten, dass uns die Natur, sofern wir uns abwechslungsreich und gesund ernähren, ausreichend mit allen Mineralstoffen und auch Vitaminen versorgen kann. Essen wir also bewusst und unterstützen unseren Körper durch wertvolle Inhaltsstoffe, ist eine Zufuhr von Vitaminpräparaten nicht nötig.

Sicherlich liegt der Fall anders, wenn bereits chronisch ein großer Mangel vorherrscht. Auch in einer akuten Situation, beispielsweise bei einer drohenden Grippe, kann das Supplementieren von Vitaminen durchaus sinnvoll sein. Hier sollte jedoch immer fachkundiger Rat hinzugezogen werden. Dahin gehend ist das eigene Gesicht ein wertvoller Informationslieferant.

Bevor wir also zu Nahrungsergänzungsmitteln greifen, sollten wir uns kritisch mit der eigenen Ernährung befassen und sie auf ihre Inhaltsstoffe hin überprüfen. Woran mangelt es? Wo und wie kann ich fehlende Vitamine über meine Nahrung gewinnen?

Im folgenden Kapitel finden Sie Hinweise auf typische Gesichtsmerkmale, die auf einen Vitaminmangel hindeuten, sowie geeignete Lebensmittel, die beim Ausgleichen des jeweiligen Mangels behilflich sein können.

Sichtbare Zeichen von Vitaminmangel

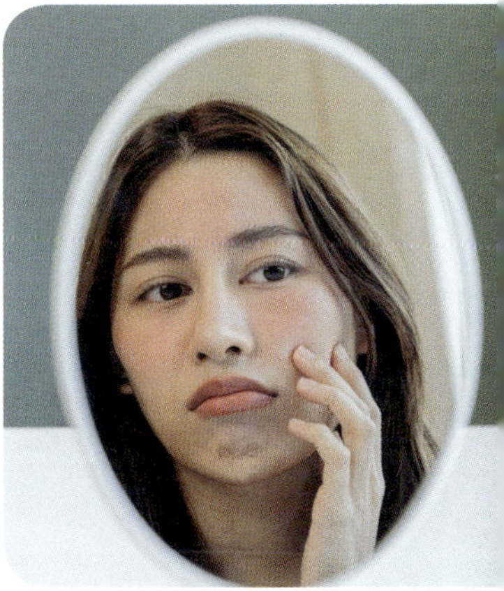

Gefühlte Zustände, die auf einen Vitaminmangel hinweisen, gibt es reichlich, doch sind die Symptome häufig unspezifisch. Sie können deshalb leicht fehlgedeutet oder bagatellisiert werden, werden im schlimmsten Fall sogar ignoriert. Nicht zuletzt ist das Schmerzempfinden sicherlich individueller Natur. Was der eine als bohrend, der andere als stechend bezeichnen würde, wird von einer dritten Person womöglich als kaum nennenswert erachtet. Wie stark wir Schmerzen wahrnehmen, hängt nicht nur von körperlichen, sondern auch von psychischen Faktoren ab. Hier spielen die allgemeine Lebenssituation, die soziale und ökonomische Lage, ja, selbst die Erziehung eine Rolle. Äußerliche Zeichen sind da oft hilfreicher, da sie uns deutlich vor Augen führen, wo Mangel herrscht und ein Eingreifen nottut. Diese Hinweise sind nicht nur für uns selbst, sondern auch für andere sichtbar und können so leichter von Fachkundigen in Heilberufen, aber auch von Angehörigen und Freunden erkannt werden als jene durch das bloße Abfragen von Schmerz- und Reizzuständen. Nachfolgend sind die wichtigsten sichtbaren Zeichen von Vitaminmangel beschrieben.

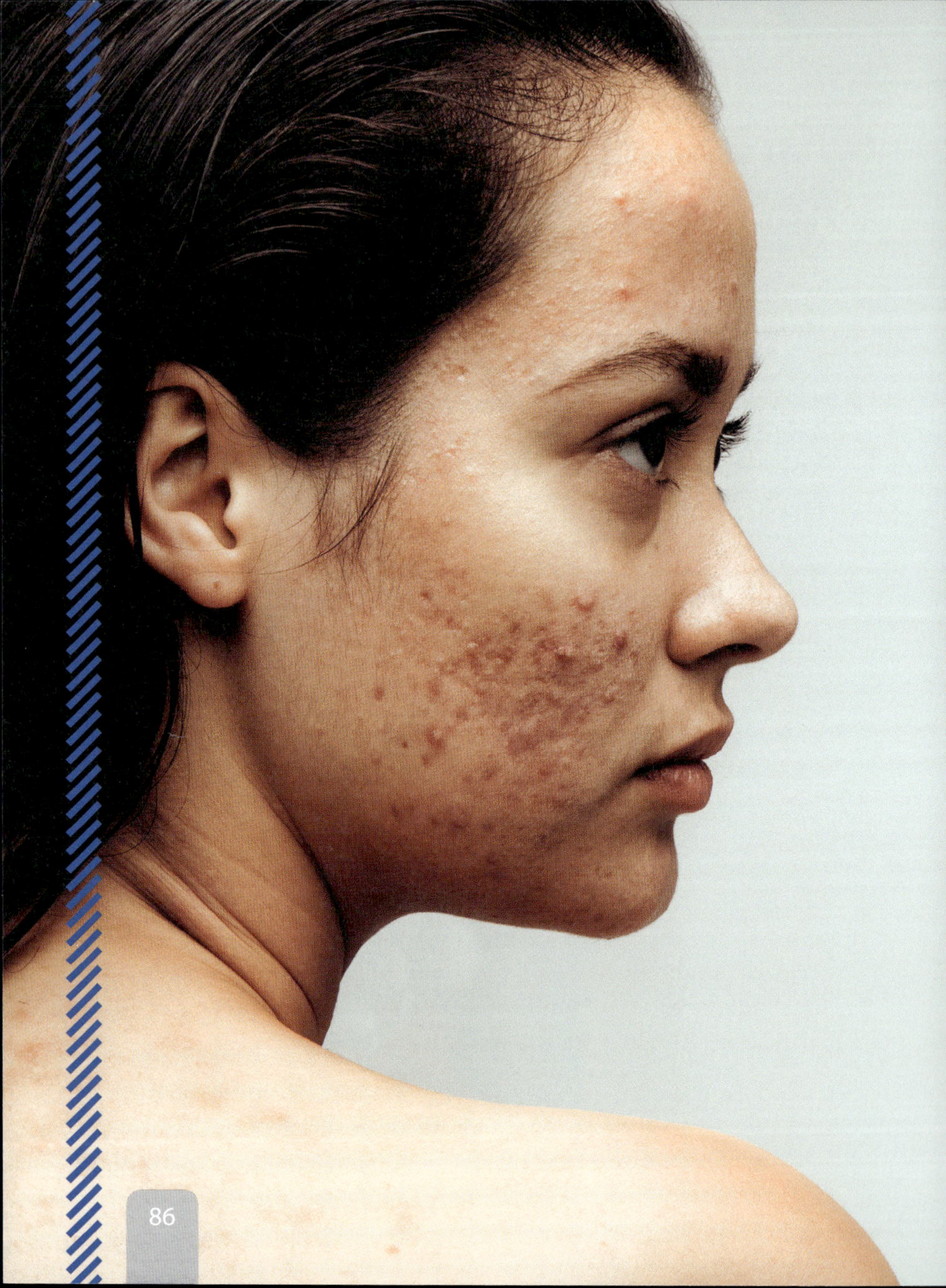

Akne

Natürlich ist dieses Zeichen vornehmlich hormonellen Veränderungen zuzuschreiben. Weitere Gründe können Schmutz- und Keimansammlungen sein. Jedoch zeigt sich Akne, die sich zumeist in einer Verdickung der Haut sowie Mitessern, Pickeln und/oder Pusteln äußert, auch bei einem unzureichenden Vitamin-A- und -E-Spiegel. Um eine solche Ursache zu bestätigen, sollte auch auf extreme Müdigkeit und plötzlich auftretende Stimmungsschwankungen geachtet werden. Möglicherweise fehlt dem Körper zusätzlich das Spurenelement Zink.

Ausgleichende Nahrungsmittel:

Karotten • Süßkartoffeln • Feldsalat • Honigmelone • Aprikosen • Mango • Kürbis • pflanzliche Öle wie Weizenkeim-, Kürbiskern-, Sonnenblumen- und Rapsöl • Haselnüsse • Walnüsse • Mandeln • Sonnenblumenkerne • Spinat • Brokkoli

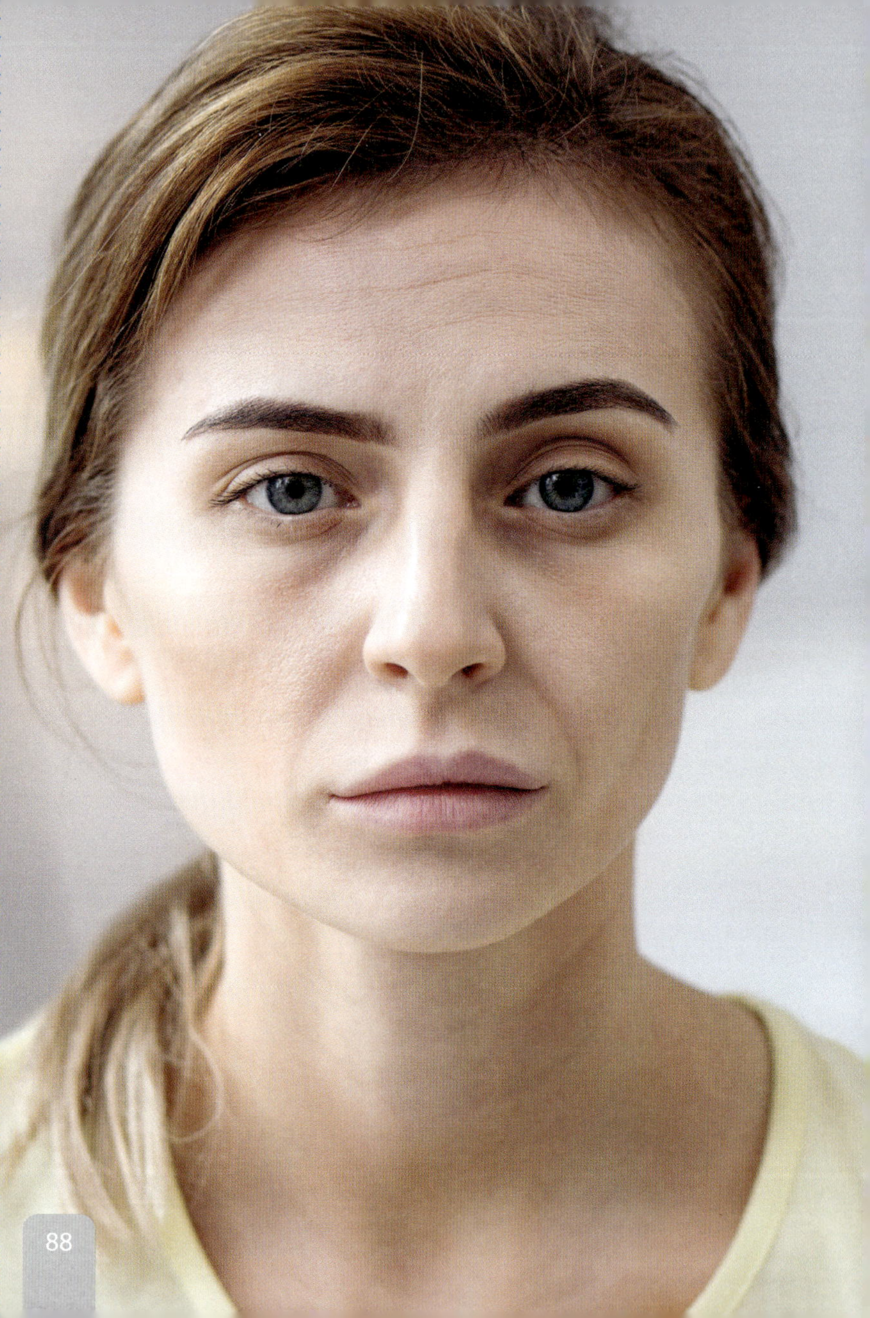

Hautblässe

Verändert sich die Gesichtsfärbung in Richtung einer deutlich wahrnehmbaren Blässe, so kann dahinter nicht nur der zuvor im Buch erwähnte Kalium- oder Kalziummangel stecken, auch eine zu geringe Zufuhr von Vitamin B12 über die Ernährung kann hierfür der Auslöser sein. Da Vitamin B12 für die Blutbildung unerlässlich ist, fällt eine Unterversorgung besonders in der Färbung der Gesichtshaut auf. Ferner geht diese oft mit Erschöpfung und Müdigkeit einher.

Ausgleichende Nahrungsmittel:

Fleisch • Austern • Hering • Forelle • Lachs • Joghurt • Käse

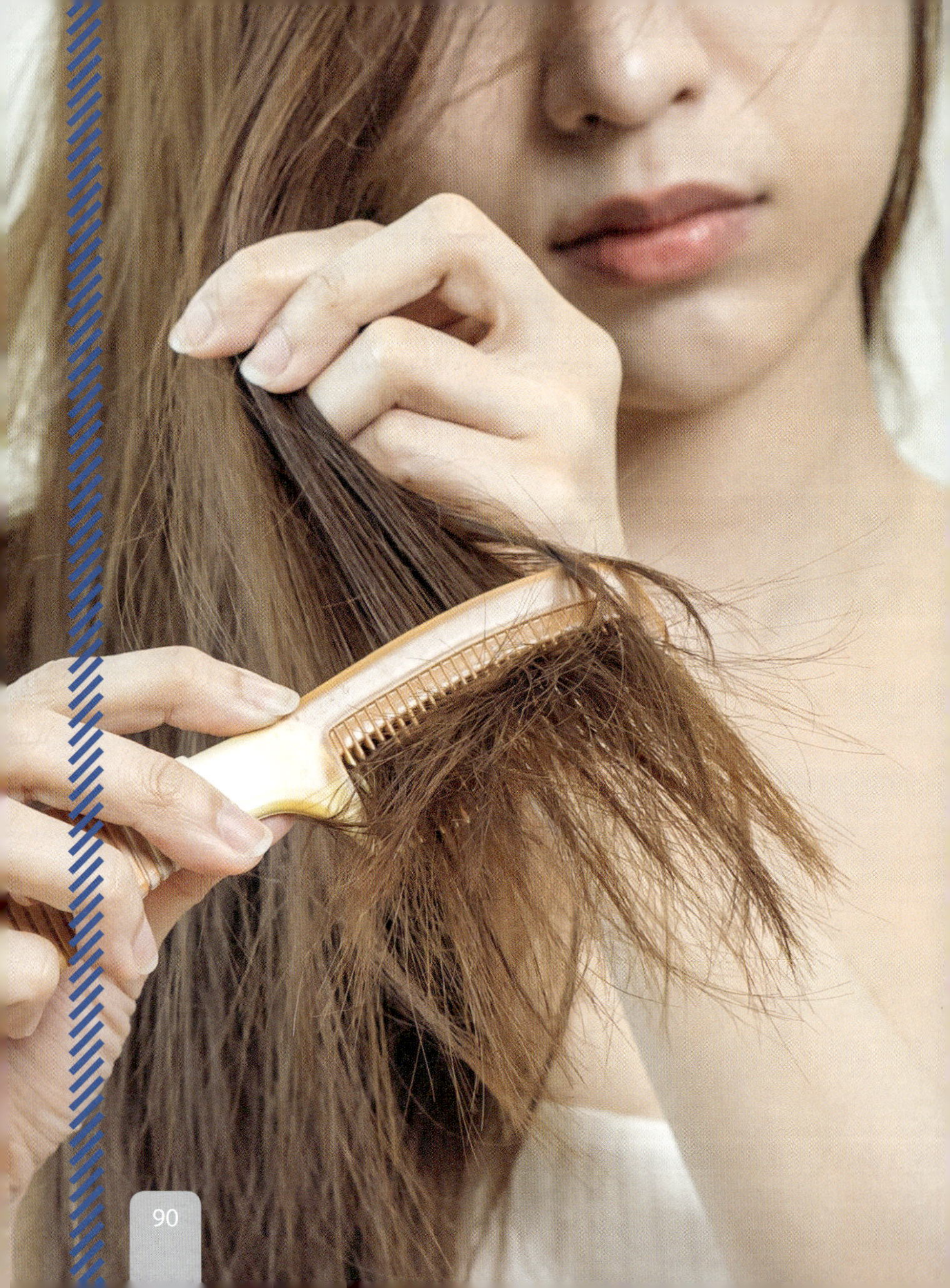

Trockene Haare

Bei spröden Haaren empfiehlt die Schönheitsindustrie das passende Shampoo oder andere Pflegeprodukte. Dabei verhindert schon eine ausreichend vitaminreiche Ernährung fast immer ein Austrocknen und sorgt für Glanz. Es gilt, den etwaigen Vitamin-B7-Mangel auszugleichen. Oft gehen mit trockenen Haaren auch brüchige Fingernägel einher – ein weiteres Indiz für den Mangel an Biotin.

Ausgleichende Nahrungsmittel:

Eier • Soja • Tomaten • grüne Bohnen • Hafer

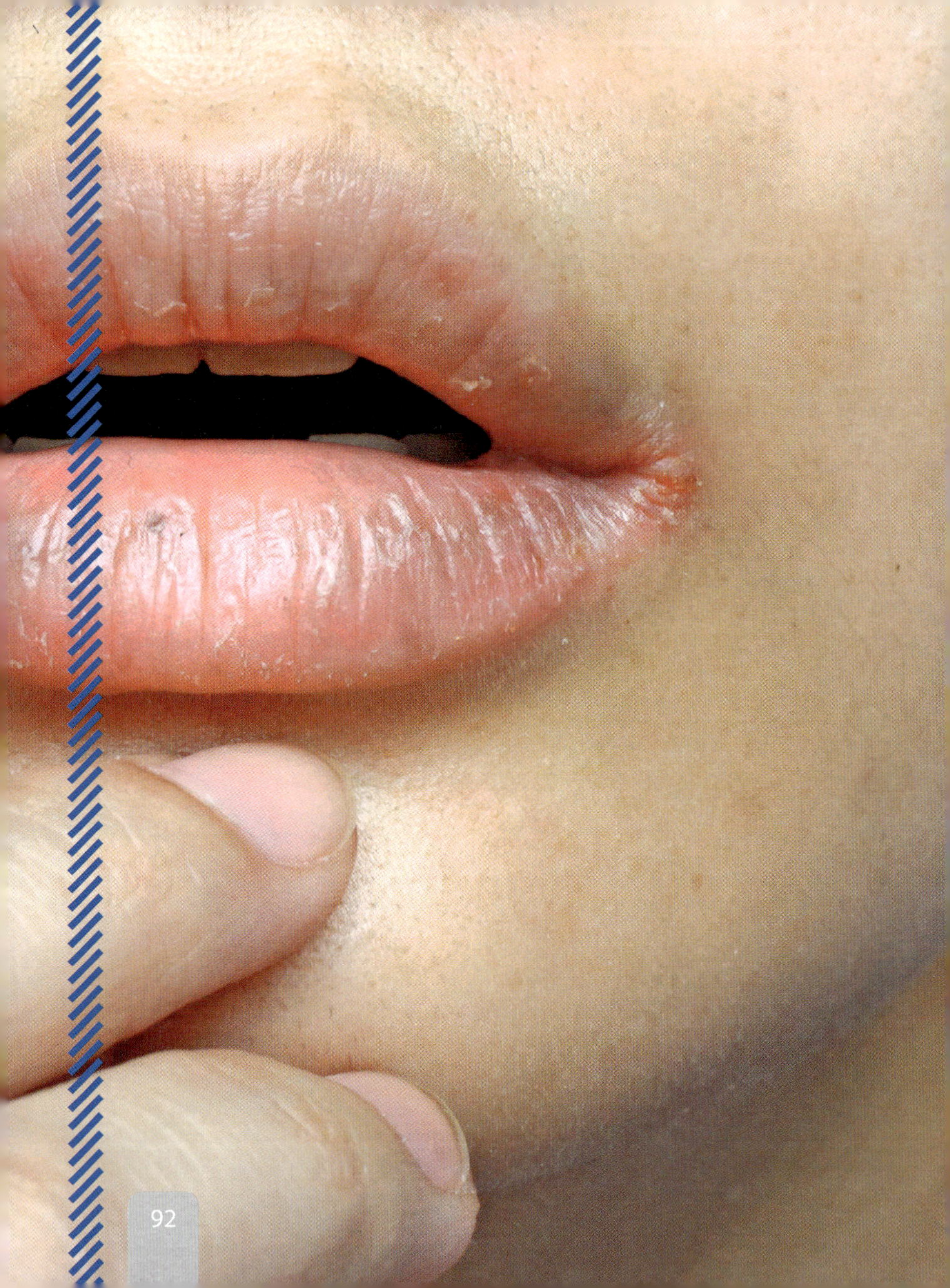

Eingerissene Mundwinkel

Einrisse an den äußeren Rändern des Mundes sind ein eindrucksvolles Zeichen für Eisenmangel. Der Mineralstoff ist für unser Immunsystem von großer Bedeutung, zugleich hilft er beim Sauerstofftransport durch den Körper und bei der Produktion der roten Blutkörperchen sowie des darin enthaltenen Hämoglobins. Oft fehlen neben Eisen auch Vitamine des B-Komplexes, allen voran Vitamin B2, aber auch Vitamin B1 und B12 werden in verschiedenen Quellen genannt. Da häufig die Aufnahme von Eisen im Organismus gestört ist, unterstützt zusätzlich Vitamin C die Genesung, da es die Aufnahme von Eisen fördert.

Ausgleichende Nahrungsmittel:

Grünkohl • Spinat • Pilze • Brokkoli • Hefe • Leber • Käse • Lachs • Eier • Muscheln • Austern • Geflügel • Haferflocken • Pinienkerne • Hülsenfrüchte • Bananen • Kirschen • Wassermelone • Fisch • Joghurt • Hagebutten • Sanddorn • schwarze Johannisbeeren • Erdbeeren • Zitrone • Papaya • Mango • australische Buschpflaume • Camu-Camu • Acerola • Guave

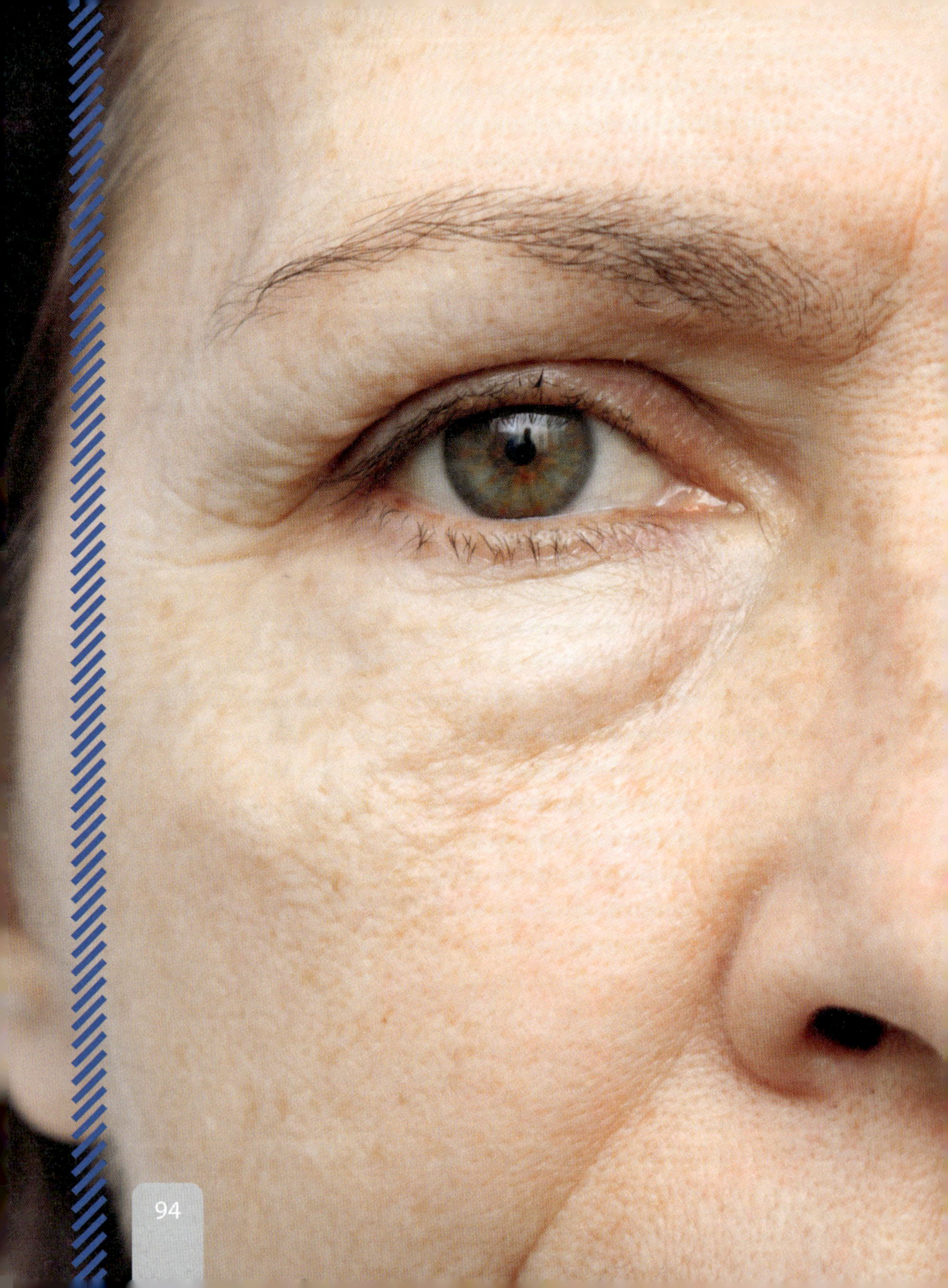

Augenlidschwellungen

Unterlidschwellungen werden in der Antlitzdiagnostik der Blase und der Niere zugerechnet. Die Einlagerung von Bindegewebsflüssigkeiten ist hierfür ein Indiz. Nicht jedoch erst bei organischen Schwächen zeichnen sich Ödeme am Augenrand ab. Bereits wenn wir heftig geweint oder eine Nacht durchgefeiert haben, sind entsprechend sichtbare Reaktionen möglich. Das lebensnotwendige Spurenelement Jod ist gefragt, wenn die Augen dauerhaft zugeschwollen sind. Aber auch die Vitamine A (bei trockener oder verdickter Bindehaut), B6 (für einen funktionierenden Tränenfilm) und B12 (wichtig für die Augenbefeuchtung) sollten ausreichend in der Nahrung enthalten sein.

Ausgleichende Nahrungsmittel:

Karotten • Süßkartoffeln • Kartoffeln • Feldsalat • Honigmelone • Aprikosen • Mango • Kürbis • Lachs • Sardinen • Austern • Hering • Forelle • Makrele • Gans • Grünkohl • Joghurt • Käse

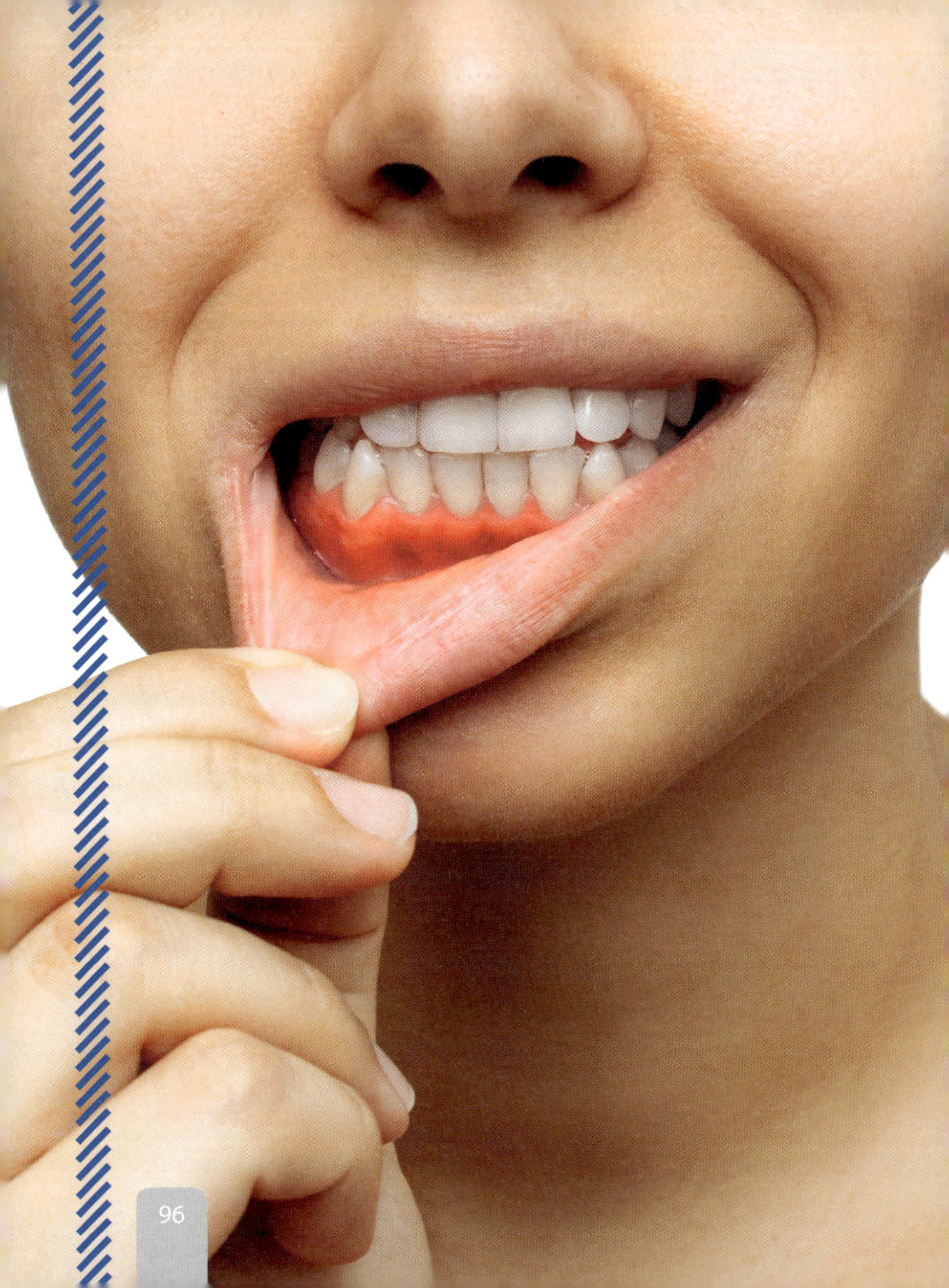

Zahnfleischbluten

Vitamin C hat eine herausragende Bedeutung innerhalb der Welt der Vitamine. Ein dauerhafter Mangel sorgt für zahlreiche Schäden an Körper und Gesundheit. Erste Zeichen können die Empfindlichkeit des Zahnfleischs bis hin zu Zahnfleischbluten sein. Oft gehen diese Symptome mit Infektionsanfälligkeit und schlecht heilenden Verletzungen einher. Zuvor zeigen sich jedoch bereits Gelenk- und Muskelbeschwerden.

Ausgleichende Nahrungsmittel:

Hagebutten • Sanddorn • schwarze Johannisbeeren • Erdbeeren • Zitrone • Papaya • Mango • australische Buschpflaume • Camu-Camu • Acerola • Guave

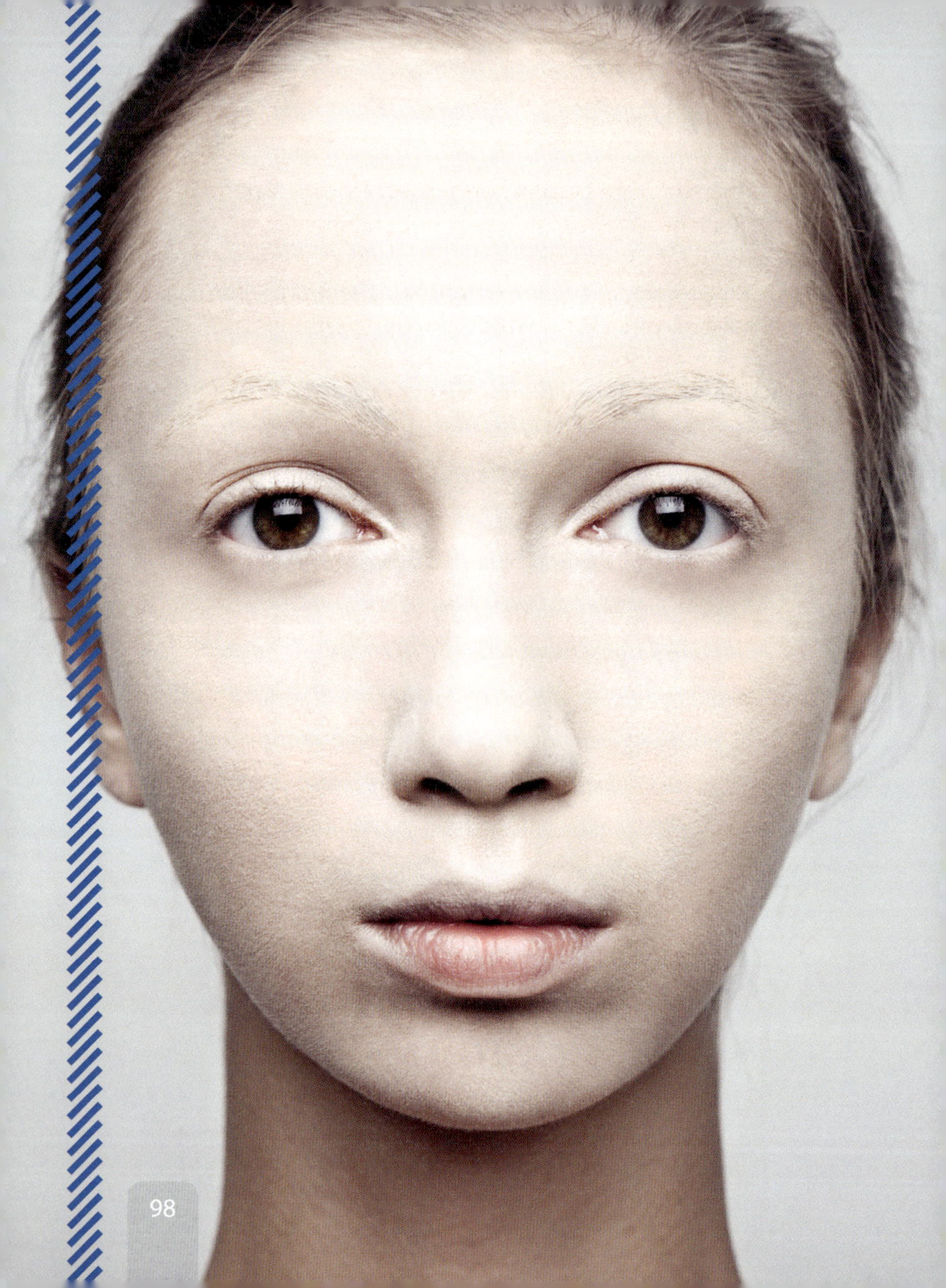

Lippenblässe

Blasse bis entfärbte Lippen können auf eine Vielzahl von Mangelerscheinungen und Krankheiten hinweisen. Sie sind eines der häufigsten Symptome von Anämie, einem Zustand, der durch die niedrige Konzentration roter Blutkörperchen im Körper auftritt. Dieser wiederum geht häufig Hand in Hand mit einem Mangel an Eisen und Vitamin B12, die für unser Immunsystem von großer Bedeutung sind.

Ausgleichende Nahrungsmittel:

Fleisch • Fisch • Meeresfrüchte • Eier • Joghurt • Käse

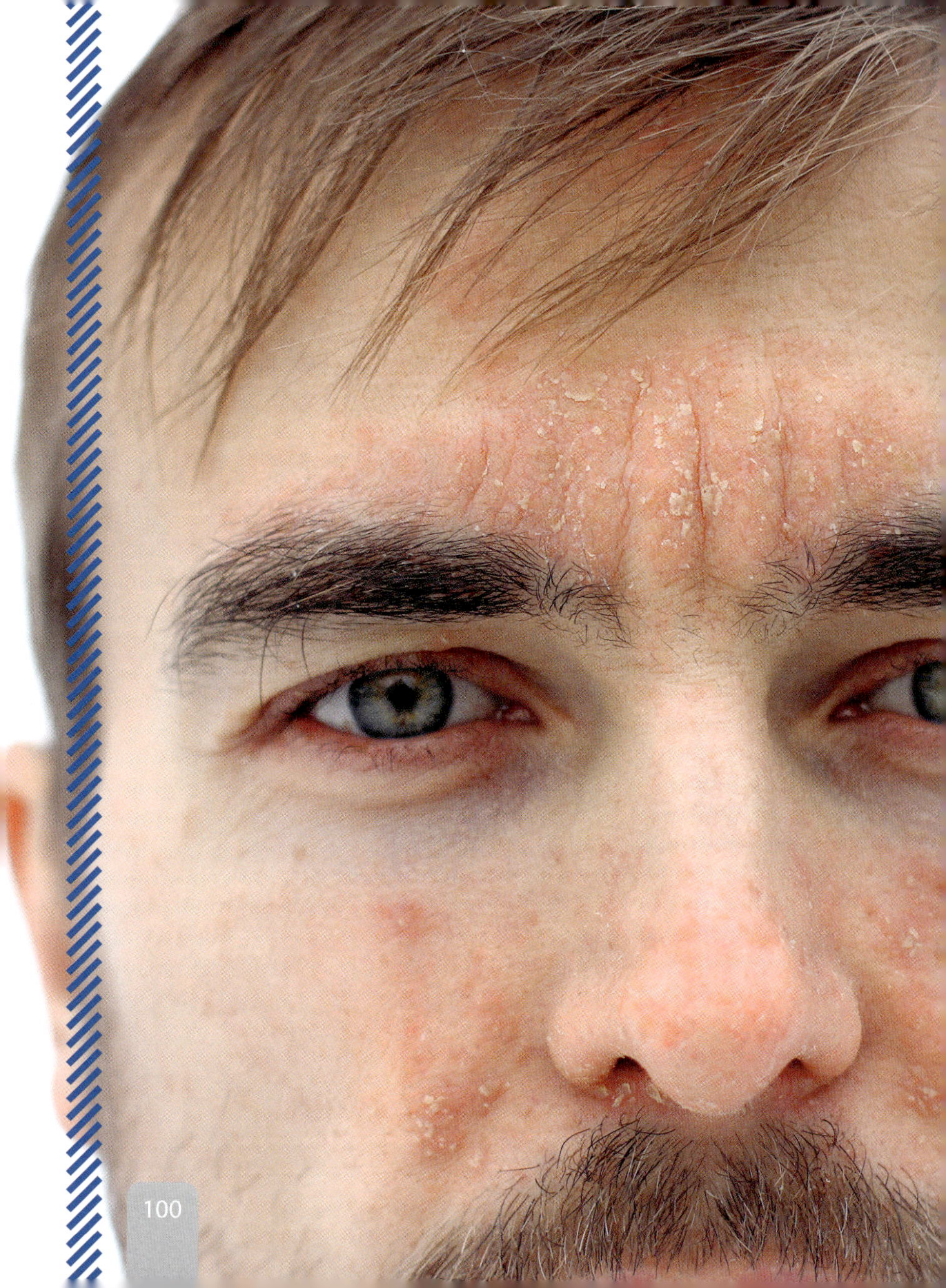

Wangenbläschen

Hierbei handelt es sich um kleine weiße oder rote Erhebungen, die auch gern als Pickel fehlgedeutet werden. Die fleischfarbenen Bläschen unter der Haut sind für gewöhnlich mit Keratin gefüllt – einem weichen, käseähnlichen Protein. Die langsam wachsenden Beulen bilden sich, wenn ein Haarfollikel oder eine Talgdrüse blockiert oder beschädigt ist. Die Vitamine A und D unterstützen die Behandlung und sorgen für ein glattes Hautbild.

Ausgleichende Nahrungsmittel:

Karotten • Süßkartoffeln • Feldsalat • Honigmelone • Aprikosen • Mango • Kürbis • Hering • Makrele • Lachs • Eier • Avocado • Pilze • Kakao

Schuppiger Hautausschlag

Bei trockener, schuppiger und entzündlich geröteter Haut fehlt vermutlich Vitamin B7 in der Ernährung. Biotin ist essenziell für den Stoffwechsel von Fetten, Aminosäuren und Kohlenhydraten. Ist dieser eingeschränkt, zeigt sich die Haut entsprechend betroffen.

Ausgleichende Nahrungsmittel:

Eier • Soja • Tomaten • grüne Bohnen • Hafer

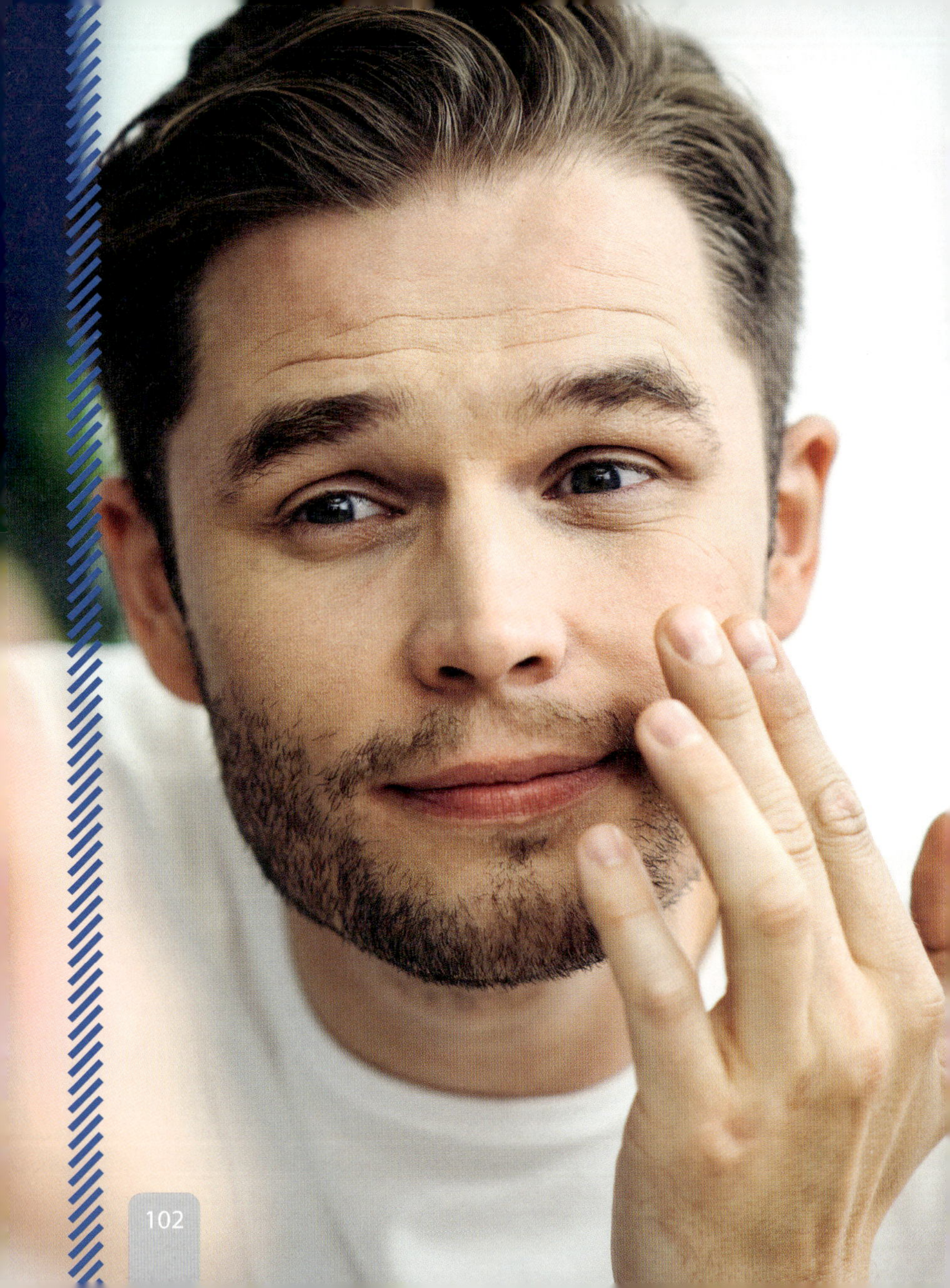

Falten

Mit zunehmendem Alter wächst die Zahl der Falten in unserem Gesicht. Treten diese Zeichen des Alterungsprozesses jedoch viel zu früh oder kurzfristig zu stark anwachsend auf, fehlt dem Körper häufig das zellschützende Vitamin E. Es spielt beim Abbau von oxidativem Stress eine bedeutsame Rolle. Ein Vitamin-E-Mangel verlangsamt die Kollagenproduktion und verringert dadurch die Elastizität der Haut. Vermehrtes Auftreten von Falten – besonders sichtbar im Bereich der Wangen und der Stirn – sind die Folge.

Ausgleichende Nahrungsmittel:

pflanzliche Öle wie Weizenkeim-, Kürbiskern-, Sonnenblumen- und Rapsöl • Haselnüsse • Walnüsse • Mandeln • Sonnenblumenkerne • Spinat • Brokkoli

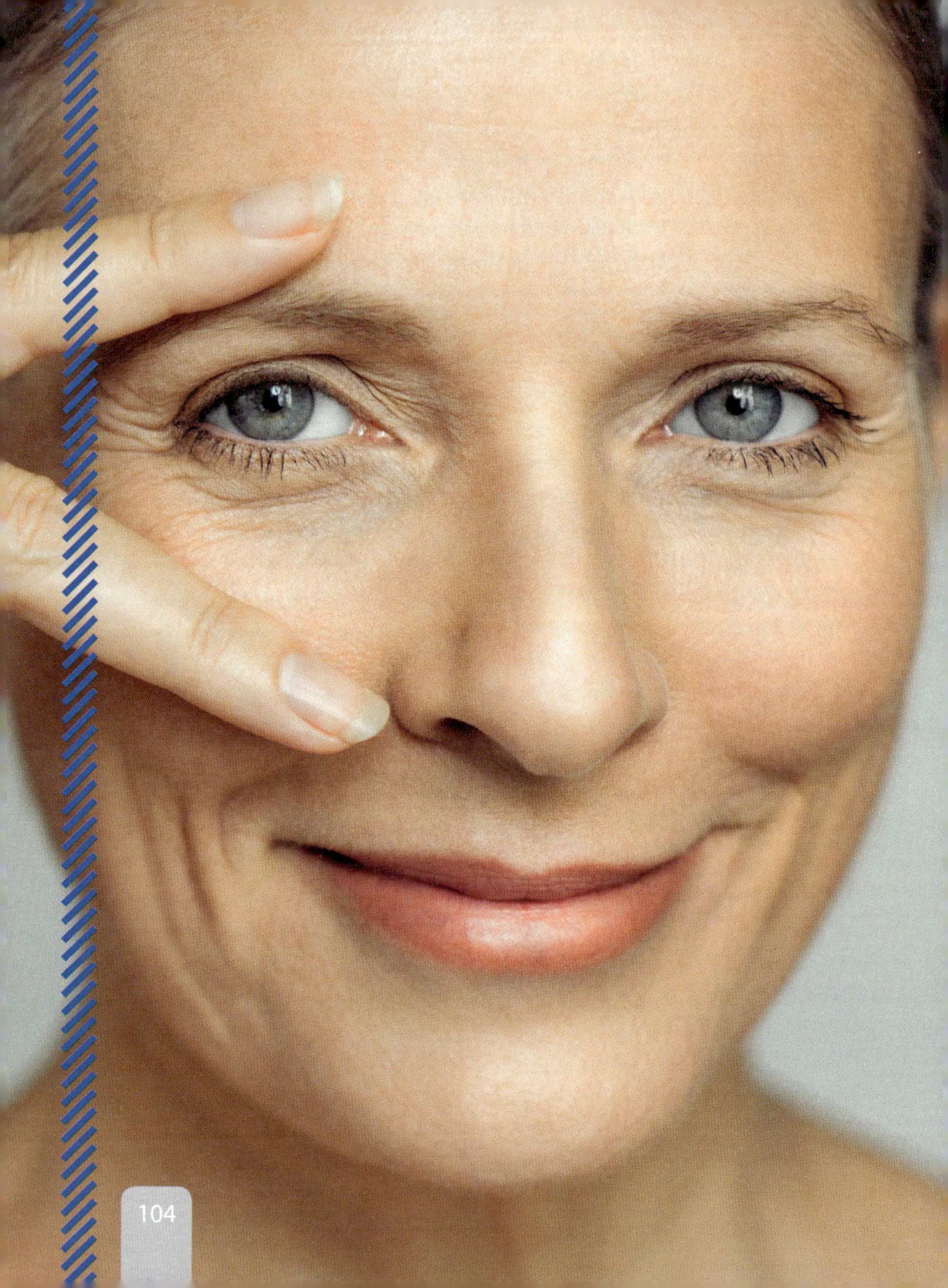

Krähenfüße

Krähenfüße, die sich im äußeren Rand der Augen bilden, werden oft auch als »Lachfältchen« bezeichnet. Je nach Alter ihres Trägers haben sie, was Mangelerscheinungen betrifft, eine recht unterschiedliche Bedeutung. Im Grunde bilden sich an dieser exponierten Stelle Fältchen, da der Haut zunehmend die Elastizität verloren geht. Dieser Bindegewebsschwäche kann jedoch mit Vitamin B2 über die Nahrung entgegengewirkt werden.

Ausgleichende Nahrungsmittel:

Grünkohl • Spinat • Pilze • Brokkoli • Hefe • Leber • Käse

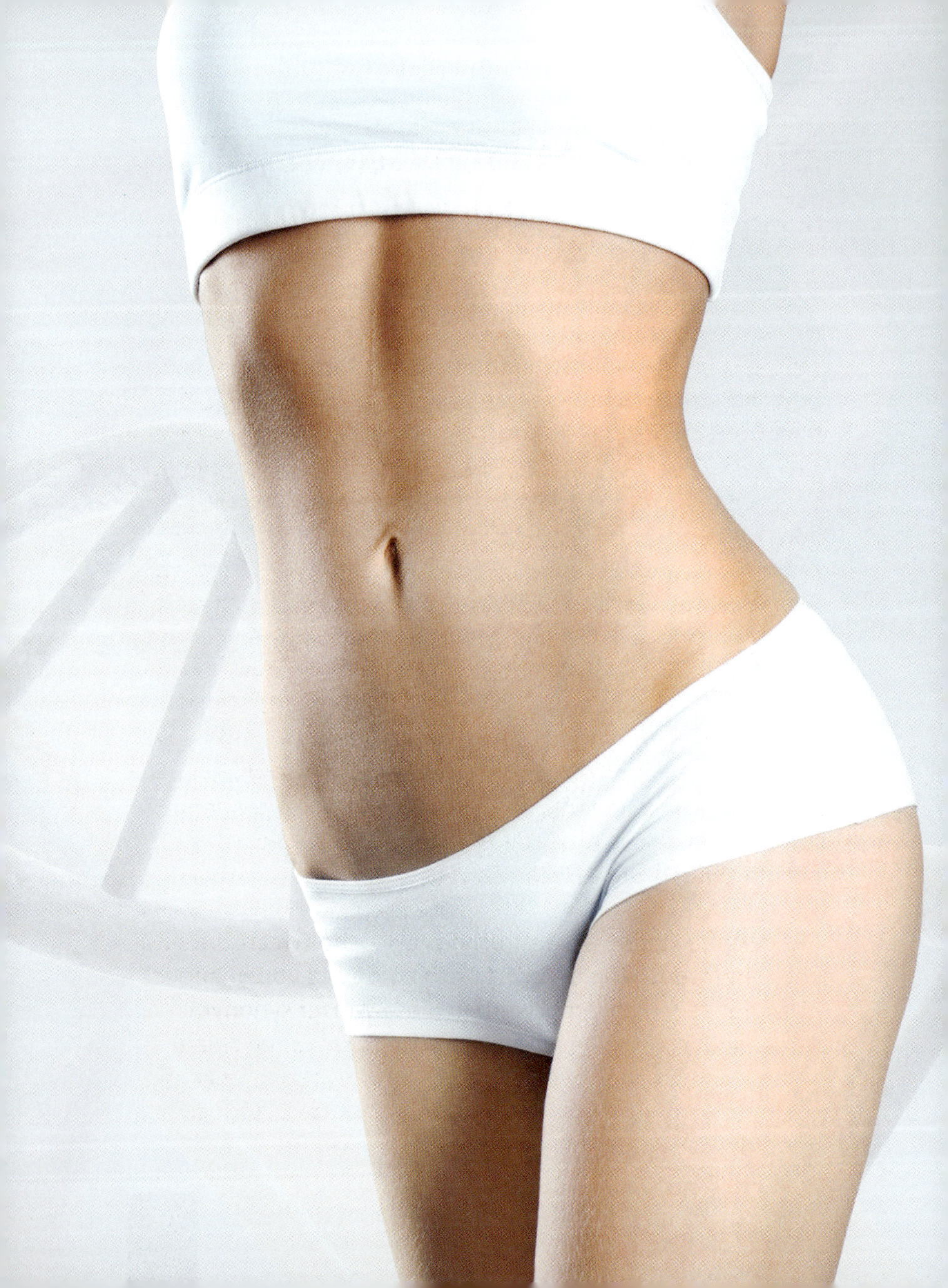

Stoffwechselschwäche und Stoffwechselstörung

Neben dem Mineralstoff- und dem Vitaminmangel kann uns auch ein gestörter oder geschwächter Stoffwechsel gesundheitliche Probleme bereiten. Arbeitet der Stoffwechsel, der auch als »Metabolismus« bezeichnet wird, harmonisch, versorgt er unsere Zellen mit allem, was sie benötigen. Die körpereigene Entgiftung läuft dann reibungslos, denn Säuren und Schlacken werden problemlos abgebaut. Alles, was wir durch die Nahrung aufnehmen, wird bestmöglich zerkleinert und verarbeitet. Nicht verwertbare Inhaltsstoffe werden zügig ausgeschieden, lebensnotwendige Inhalte zu unseren Zellen transportiert und dort zum Erhalt der Körperfunktionen optimal eingesetzt. So bekommen wir die Energie, die wir brauchen, und können uns regenerieren. Rund läuft der Stoffwechsel jedoch nur, wenn wir ihm die richtigen Inhaltsstoffe liefern und zuvor, aber auch begleitend, die dafür nötigen Bedingungen schaffen.

Die Begriffe »Stoffwechselstörung« und »Stoffwechselschwäche« sind weder klar definiert noch eindeutig voneinander abzugrenzen. Manchmal werden diese Wörter synonym gebraucht, in anderen Fällen bezeichnen sie unterschiedliche Mängel im Stoffwechselsystem. »Stoffwechselschwäche« ist kein medizinischer Fachterminus. Schon deshalb wird sie häufig eher nicht als Krankheit wahrgenommen. Je nach Gesprächspartner fällt die Beurteilung aber unterschiedlich aus. Im englischen Sprachgebrauch dagegen findet sich auch in der Fachliteratur (zum Beispiel im »Medical Dictionary for Regulatory Activities«) mit der Bezeichnung »metabolic insufficiency« ein Begriff für einen – in welcher Weise auch immer – mangelhaften Stoffwechsel. Auch finden sich dort die Ausdrücke »weakness« (Schwäche) und »disorder« (Störung) im Zusammenhang mit »metabolic« (Stoffwechsel). Wir sollten daher keine Berührungsängste mit diesen Begrifflichkeiten haben.

»Stoffwechsel« umschreibt zunächst alle biochemischen Prozesse in unserem Körper. Bei einer Stoffwechselstörung oder Stoffwechselschwäche geht es letztlich um eine Schieflage dieser Prozesse im Organismus. In diesem Buch wird daher nicht klar zwischen einer Stoffwechselschwäche und einer Stoffwechselstörung unterschieden. Beides bedingt sich und ist nicht leicht voneinander trennbar. Unser Stoffwechsel benötigt Antrieb, wenn ein Defizit, also eine Schwäche, ausgeglichen werden soll. Ist er jedoch durch bestimmte Faktoren gestört, so kann dies eine Schwäche zur Folge haben.

Ein Stoffwechsel, der nicht optimal funktioniert, kann zweierlei offensichtliche Auswirkungen zeigen: So haben viele Menschen einen sehr flinken, d. h. gut arbeitenden, Stoffwechsel. Das mag einerseits praktisch sein, weil dieser Personenkreis nahezu nie über Probleme wie große Gewichtszunahme klagen muss. Auf der anderen Seite ist diese Art des Stoffwechsels nicht wirklich effektiv, denn die wichtigen

Nährstoffe können in der kurzen Zeit nicht sorgfältig genug entnommen werden, was letztlich unterschiedliche Mängel zur Folge hat.

Die andere Gruppe wiederum leidet unter einem schwerfälligen Stoffwechsel, was bei einer unbedarften Ernährungsweise schnell zu einer Gewichtszunahme führen kann. Vielen Betroffenen ist daher eine Beschleunigung des Stoffwechsels ein zentrales Anliegen.

Stoffwechsel anregen

Den Stoffwechsel anzuregen, erfordert nicht nur eine Änderung der Ernährungsweise, sondern der ganzen Lebensart. Ein Wandel in der eigenen Denkweise und im Lebensstil sind ebenso effektiv wie unumgänglich. Folgende Faktoren wirken ausgleichend auf unseren Stoffwechsel:

› Viel Wasser trinken
Dabei sollten wir sowohl auf stark kohlensäurehaltiges als auch auf aromatisiertes Wasser verzichten. Ideal ist reines Quell- oder gefiltertes Wasser. Nur dieses hilft den Zellen, ihre Aufgaben optimal zu erfüllen und Schadstoffe und Gifte aller Art auszufiltern. Wir sollten einer Verschlackung unseres Organismus frühzeitig vorbeugen, weil sonst Fehlfunktionen und Mangel drohen. Bei einer gesunden Lebensweise reichen zwei Liter reines Wasser pro Tag aus. Sind wir jedoch überbeansprucht, gestresst oder nehmen viele ungesunde Lebensmittel zu uns, sollten wir die Menge auf drei Liter erhöhen.

› Mehrere kleine kalorienarme Speisen täglich
Wenn möglich, sollten wir auf einige wenige, aber dafür üppige Mahlzeiten verzichten. Dem Körper fällt der Stoffwechsel leichter, wenn die Ernährung im stetigen Fluss ist. Das macht eine Einlagerung verschiedener Stoffe unnötig. Doch Vorsicht: Nicht zu wenig essen! Wenn wir unseren Körper »aushungern« und ihm zu wenige Kalorien bereitstellen, nutzt er jede Möglichkeit, um das zu erhalten, was er so spärlich bekommt.

› **Basische Ernährung**

Basische Nahrungsmittel enthalten nur wenige Säure produzierende Anteile und liefern für den Stoffwechsel wichtige Inhaltsstoffe. Zu diesen Lebensmitteln gehören beispielsweise Gemüse, Mandeln, Nussmilch, Kürbiskerne, Hirse, Trockenfrüchte und viele weitere. Wichtig: Die Produkte sollten ungesüßt und nicht gesalzen sein.

› **Ballaststoffreiche Nahrung**

Ballaststoffe regen den Stoffwechsel auf vielfältige Weise an. Sie füllen den Magen schneller, sind sättigend und erhöhen den Blutzuckerspiegel langsam. Doch Vorsicht: Bevorzugen sollten wir die löslichen Ballaststoffe, zum Beispiel Pektin oder Inulin. Lösliche Ballaststoffe können als Quellstoffe größere Mengen Wasser binden und regen so die Verdauung an. Sie sind unter anderem enthalten in: Gemüse, Hülsenfrüchten, Hafer, Nüssen und Obst.

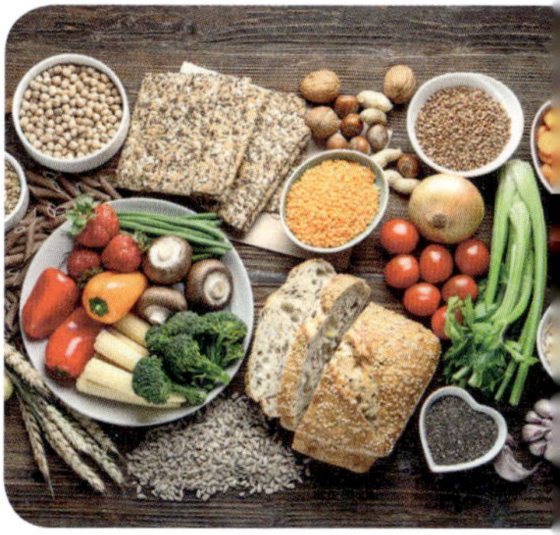

› **Bewegung statt Stillstand**

Jede Bewegung regt den Stoffwechsel an. Diese Regel gilt für unseren ganzen Körper. Sport wie Schwimmen, Laufen und vieles mehr ist essenziell für einen optimalen Stoffwechsel. Also lieber Treppen steigen statt den Aufzug nehmen, lieber in der Natur spazieren gehen als auf den Fernseher starren, lieber Fahrrad statt Auto fahren. Und aufgepasst: Lieber küssen statt Frustessen.

› Ruhe statt Stress

Viele Menschen glauben, dass sich Stress förderlich auf ihre Verdauung und damit auf ihren Stoffwechsel auswirkt. Aber ein nervöser Magen oder ein gestresster Darm können nicht das sein, was wir uns dauerhaft wünschen. Zunehmend leidet dann nämlich die Gesundheit unter der ausbleibenden Zufuhr wichtiger Vitalstoffe, die einfach abgeleitet oder stressbedingt nicht optimal eingesetzt werden. Ruhe tut not. Der Körper sollte sich Zeit lassen dürfen. Doch auch hier ein Hinweis: Es kommt auf die Balance an. Ausschließlich Ruhe und fehlende Aktivität sorgen für ein »Herunterfahren« nicht nur des Stresses, sondern auch der Stoffwechselaktivität.

Stoffwechsel unterstützen

Ist der Stoffwechsel bereits stark geschwächt oder reichen die zuvor genannten Anregungen zur Ernährungsweise nicht aus, um den Stoffwechsel wieder ins Gleichgewicht zu bringen, gibt es eine Vielzahl weiterer Stoffwechselhelfer.

Die Natur hilft …

Eine Reihe von Naturprodukten, Kräutern und Nahrungsmitteln wirkt sich sehr förderlich auf einen schwachen oder gestörten Stoffwechsel aus. Wir sollten beim Verzehr jedoch darauf achten, dass uns die Produkte auch bekommen. Nicht jeder Mensch verträgt beispielsweise Knoblauch. Dann sollten Betroffene darauf verzichten, sodass ihr Körper keinem zusätzlichen Stress ausgesetzt wird.

Natürliche Helfer sind zum Beispiel:
Bitteres Schaumkraut, Beifuß, Brennnessel, Chili, Hafer, Knoblauch, Mate, Löwenzahn, Pfeffer, Rosmarin, Salbei, Wacholder, Wermut, Zimt, Zwiebeln

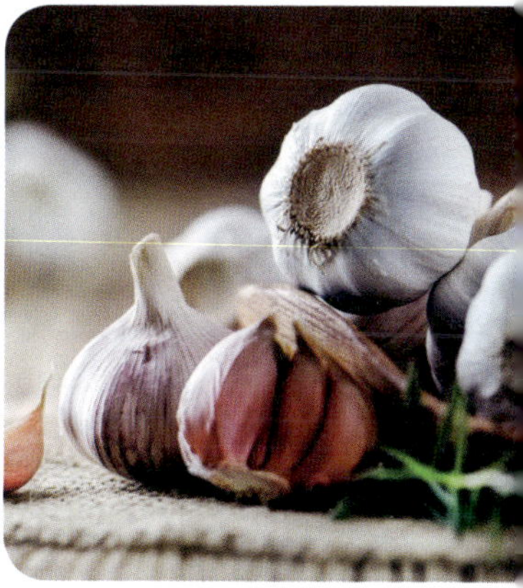

Kneipp hilft …

Schon Sebastian Kneipp (1821–1897) lehrte, dass Wasser eine einfache und doch sehr wirksame Möglichkeit sei, die Gesunderhaltung zu unterstützen. Der Pfarrer und Naturheilkundige erkannte im Wasser »ein vorzügliches Mittel, seine Gesundheit und Kraft zu erhalten, so ist es auch in der Krankheit das erste Heilmittel; (…) Das Wasser ist mein bester Freund und wird es bleiben, bis ich sterbe.«*

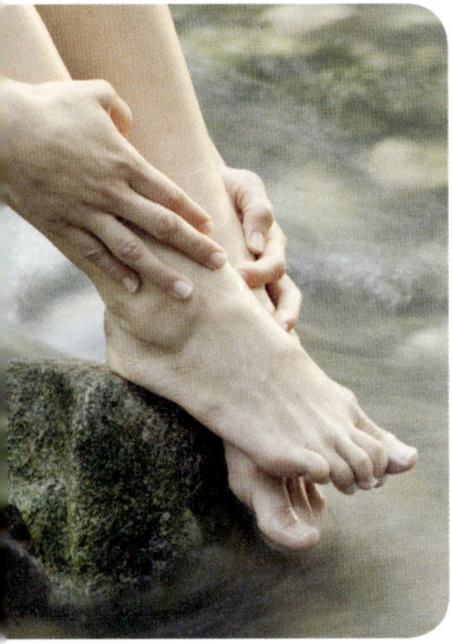

Wir können Wasser nicht nur trinken, sondern es auch äußerlich zu Heilzwecken, beispielsweise in Form von Bädern, Güssen, Wickeln und Waschungen, anwenden. Hierzu greifen wir gern auf das Kneipp'sche Wissen zurück. Bei allen Anwendungen ist die sanfteste Vorgehensweise zunächst zu bevorzugen. Nach einer Gewöhnungsphase können wir die Anwendungsintensität steigern.

* Kneipp, Sebastian: Meine Wasserkur. So sollt ihr leben. Die weltberühmten Ratgeber in einem Band. Stuttgart 2010, S. 63.

Hier eine Übersicht der Wasseranwendungen nach Kneipp, die bei einer Stoffwechselschwäche eingesetzt werden können:

- **Ganzwaschung**
  Dabei wird der Körper unter mehrfachem sanften Abstreichen mit einem nassen Tuch komplett befeuchtet.

- **Kalter Blitzguss**
  Dieser wird mit einem kalten, kräftigen Wasserstrahl durchgeführt. Neben der Temperatur wirkt auch die dadurch erzeugte Druckmassage wohltuend auf den Körper. Der Kalte Blitzguss sollte sehr schnell und intensiv ausgeführt werden.

- **Kalter Kurzwickel**
  Der Körper wird von den Achseln bis zu den Oberschenkeln in ein nasskaltes Leinentuch eingewickelt.

- **Kalter Lendenwickel**
  Das Umwickeln mit einem nasskalten Leinentuch erfolgt vom Nabel abwärts bis zu den Oberschenkeln.

- **Kalter Rückenguss**
  Dieser ist ähnlich dem Kalten Blitzguss, jedoch auf den Rücken beschränkt. Das 15–20 °C kalte Wasser wird aus einem Eimer den Rücken hinabgegossen. Das wirkt enorm erfrischend und belebend.

- **Kalter Vollguss**
  Die zu behandelnde Person liegt in einer Wanne. Durch eine Gießkanne mit Schlauch oder einen Duschschlauch ohne Aufsatz wirkt das kalte Wasser mit sanftem Strahl auf den Körper – vom Hals bis zu den Füßen.

- **Spanischer Mantel**
  Aus grobem Leinen wird eine Art Mantel gemacht. Dieser reicht bis unter die Zehen. Er wird zuvor in Wasser getaucht, ausgewrungen und anschließend »angezogen«.

- **Warmer Kurzwickel**
  Der Körper wird von den Achseln bis zu den Oberschenkeln mit Leinen umwickelt.

- **Warmer Lendenwickel**
  Das Einwickeln in Leinen erfolgt vom Nabel abwärts bis zu den Oberschenkeln.

Schüßler hilft …

Die schon beim Mineralstoffmangel empfohlenen Salze nach Dr. Wilhelm Heinrich Schüßler sind auch bei Stoffwechselschwächen hilfreich.

Natrium phosphoricum, Nr. 9:

- nennt man auch »Salz des Stoffwechsels«,
- hat eine sanft abführende Wirkung,
- ist zuständig für das Gleichgewicht von Säuren und Basen,
- regt den Stoffwechsel an.

Natrium sulfuricum, Nr. 10:

- auch bekannt als »Glaubersalz«,
- trägt den Beinamen »Salz der Ausscheidung«,
- ist ein biochemisches Ausleitungsmittel, dessen Wirkung alle Ausscheidungsorgane betrifft.

Natrium bicarbonicum, Nr. 23:

- bildet im Blut einen Säurepuffer,
- wirkt regulierend auf den Stoffwechsel,
- bindet überschüssige Säure.

Calcium sulfuricum, Nr. 12:

- auch bekannt als »Salz der Gelenke«,
- unterstützt die Neubildung von Binde- und Stützgewebe,
- wirkt entzündungshemmend und reinigend auf die Haut,
- begünstigt die innere Reinigung.

Möglichkeiten zum Erkennen von Stoffwechselstörungen

Wenn wir unserem Körper Aufmerksamkeit schenken, können Stoffwechselstörungen rasch aufgedeckt werden. Wir unterscheiden diesbezüglich zwischen den optischen Anzeichen einer Stoffwechselschwäche, die uns beispielsweise das Gesicht liefert, und den fühlbaren Hinweisen.

Im Gesicht finden sich zahllose Spuren, die unsere Lebensweise in ihrer gesamten Fülle widerspiegeln. Mangelerscheinungen, Krankheiten und Fehlernährung sind also sichtbar. Wie auch Mineralstoffmängel lassen sich Stoffwechselstörungen in der Struktur und der Spannung des Gesichts und anhand der Elastizität des Gewebes erkennen. Färbungen, Hautunreinheiten oder Glanz und Schatten können weitere Hinweise sein.

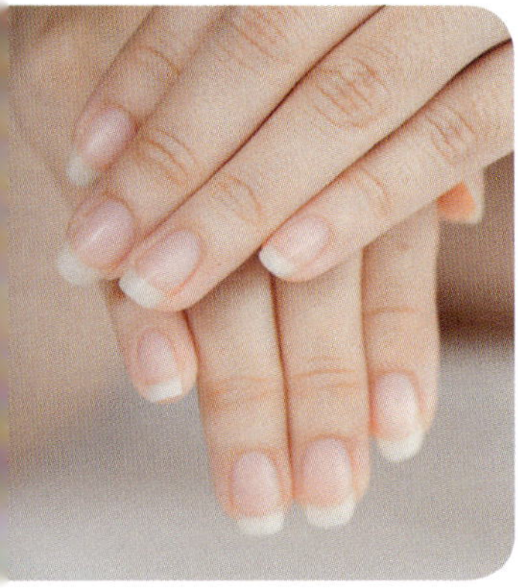

Fingernageltest

Die ersten verräterischen Spuren einer Stoffwechselstörung zeigen sich nicht im Gesicht, sondern an einer ganz anderen Stelle: den Händen. Wohl kein anderes Körperteil haben wir so oft vor Augen wie sie. Sie sind für uns immer präsent. Wir betrachten sie sicherlich häufiger als das Gesicht, für das wir immer einen Spiegel bemühen müssen. Nicht zuletzt deshalb wurde mit der Pflege und kreativen Gestaltung von

Fingernägeln ein großer Markt geschaffen, der sich beispielsweise in den unzähligen Nagelstudios offenbart.

Auch bei einem noch symptomfreien Stoffwechsel können die Fingernägel im wahrsten Sinne des Wortes schon ein erster Fingerzeig auf eine mögliche Störung sein. Zur Überprüfung nutzen wir den Nagel eines beliebigen Fingers, vorzugsweise jedoch des Daumens. Entdecken wir hier Längsrillen, die senkrecht vom Nagelbett zur Spitze aufsteigen, so ist dies ein Hinweis auf eine Stoffwechselstörung. Diese Rillen sind sowohl sichtbar als auch leicht zu erspüren, wenn wir darüberstreichen. Eine unregelmäßige Verteilung des Nagelhorns ist die Ursache dafür, dass sich diese Rillen mit zunehmender Dauer der Störung bilden.

Warnhinweise wie diese gilt es, zu beachten. So sollten wir in der Folge beispielsweise den Stress für unseren Organismus mindern. Ist der Stoffwechsel erst einmal für eine längere Zeit gestört, so zeigen sich die Schwierigkeiten in der effektiven Verwertung von Nahrungsinhalten besonders im Gesicht.

Weitere fühlbare Hinweise

Bei vielen Menschen treten heftige Stimmungsschwankungen auf, wenn der Körper energetisch unterversorgt ist. Er verlangt dann nach Nahrung, damit die Vitalität aufrechterhalten werden kann. Findet keine schnelle Zufuhr von Nährstoffen statt, reagieren Betroffene oftmals zickig, missgelaunt und manchmal sogar aggressiv auf ihre nähere Umgebung.

Weitere Hinweise auf Stoffwechselstörungen sind unter anderem Müdigkeit, Lustlosigkeit, Schmerzen in Muskeln und Gelenken sowie Konzentrationsschwäche. Auch Probleme im Schlafverhalten wie permanentes Schnarchen können auf Stoffwechselschwächen hinweisen.

HINWEIS:

Wenn die Qualität unseres Stuhls ständig wechselt, sollten wir dies nicht auf die leichte Schulter nehmen. Etwas in unserem Organismus ist dann aus der Balance geraten. Hierfür kann es viele Gründe geben, auch eine Stoffwechselstörung kann sich dahinter verbergen.

Stoffwechselstörungen im Gesicht

Wenn der Fingernageltest oder der Gefühlsbereich ein erstes Verdachtsmoment für eine Stoffwechselstörung geliefert hat, lohnt es sich, das Gesicht genauer in Augenschein zu nehmen. Wir interessieren uns dabei besonders für die Stirn, die Wangen und den Mund. Insbesondere die Lippen sind ein Spiegelbild des Stoffwechsels. Das Aussehen dieser Körperpartien kann uns wertvolle Hinweise geben.

Neben dem schon ausführlich behandelten Mineralstoff- und dem Vitaminmangel gibt es noch weitere Stoffwechselstörungen in unterschiedlichen Bereichen, die sich im Gesicht zeigen können. Diese werden im Folgenden vorgestellt.

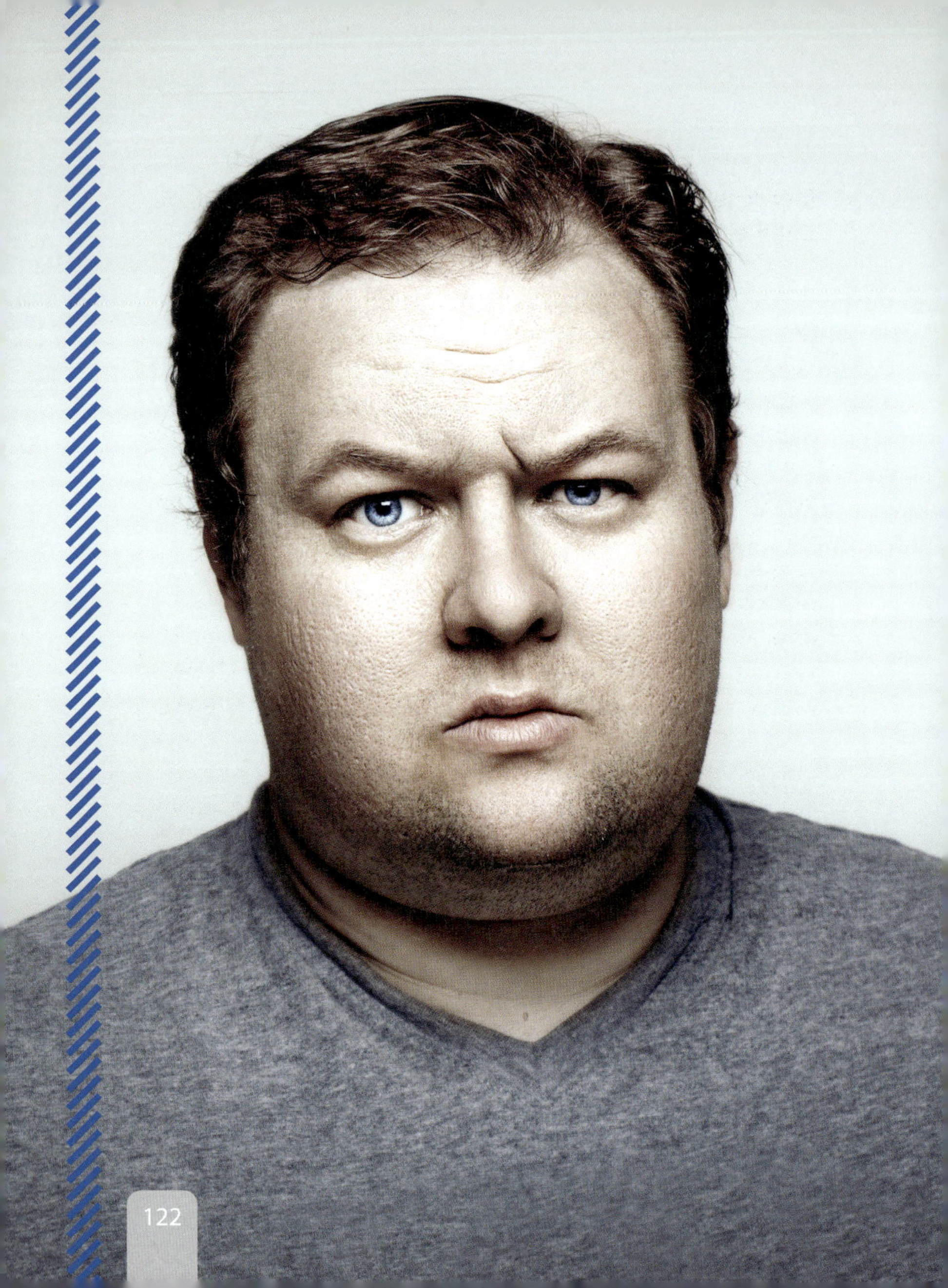

Fettstoffwechsel

Menschen mit einer Störung im Fettstoffwechsel leiden oft unter einer Überlastung der Leber und der Galle. Sie haben häufig im Bereich unter der Unterlippe eine Schwellung. Noch deutlicher verraten uns jedoch die Mundwinkel, ob jemand mit dem Fettstoffwechsel Probleme hat. Dann ist die Haut dort grobporig und verfärbt. Die gesunde Gesichtsfarbe ist hier einem schmutzigen, fast bräunlichen Gelbton gewichen. Regelmäßig zeigen sich in den Mundwinkeln unnatürliche Verdickungen. Ist der gesamte Mundraum braun verfärbt, so kann die Leber in ihrer Funktion beeinträchtigt sein. Darauf weisen auch gelbliche Ablagerungen (Xanthelasmen) im Bereich der Innenwinkel der oberen Augenhöhlen hin. Eine Ernährungsumstellung und der Gang zum Arzt oder Heilpraktiker sind dringend erforderlich. Dieser stellt vermutlich fest, dass der Cholesterinspiegel und die Triglyzerid- und die Lipidwerte im Blut aus dem Ruder gelaufen sind.

Ein entstehendes Doppelkinn oder eine dominante Querfalte auf dem Kinn können ebenfalls auf eine Schwäche im Fettstoffwechsel hindeuten. Jedoch sind diese Merkmale bei einer ersten Betrachtung zu vernachlässigen, weil sie auch auf andere Gesundheitsstörungen hinweisen können.

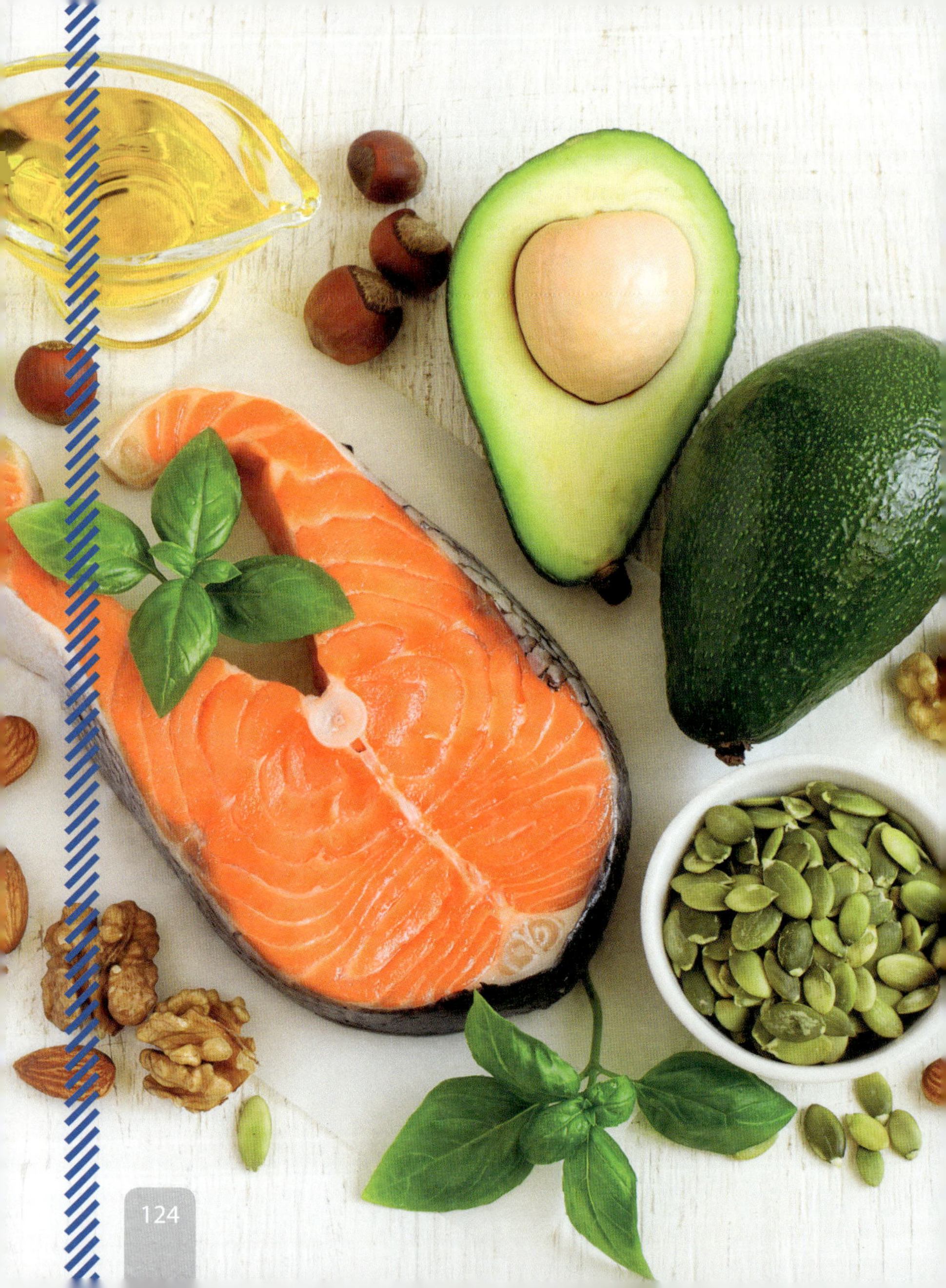

Essenzielle Fettsäuren

Fett ist ein wichtiger Bestandteil einer ausgewogenen Ernährung. Doch Fett ist nicht gleich Fett. Wir konsumieren Fett gern als Geschmacksträger. Frittiertes wie Pommes, Langos, Chips oder stark fetthaltige tierische Nahrungsmittel sollten wir vermeiden, auch wenn sie uns noch so locken. Essenzielle Fettsäuren, wie sie in verschiedenen Ölen (Olivenöl, Hanföl, Walnussöl, Distelöl, Rapsöl) zu finden sind, sind bedeutende Helfer für mehr Vitalität.

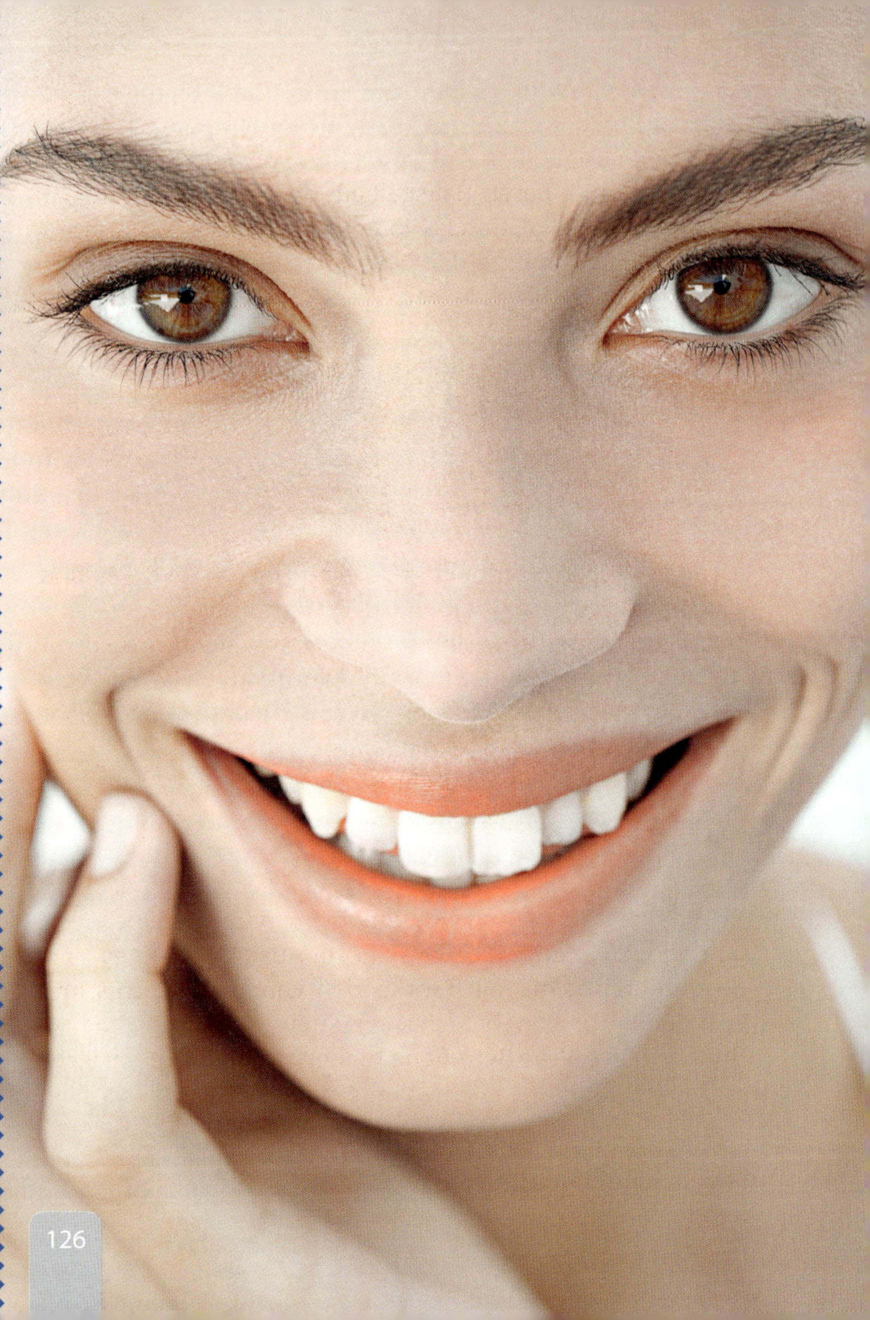

Eiweißstoffwechsel

Gerät der Säure-Basen-Haushalt aus der Balance, ist dafür oft der übermäßige Genuss von tierischen Eiweißen ursächlich. Optische Hinweise darauf finden wir meist unter dem Jochbein. Als Folge einer langwierigen Stoffwechselstörung lässt an dieser Stelle die Hautspannung nach, und im weiteren Verlauf zeigen sich Falten in der einst straffen Haut. Diese einsetzende Gewebeerschlaffung lässt in Einzelfällen auch »Fettbäckchen« auf den Wangen entstehen. Doch schon vorher stellt sich eine graue Färbung der Haut ein. Auch wird sie zunehmend grobporig.

Zu viel Eiweiß im Körper kann zu einer Unverträglichkeit und einer damit einhergehenden Verdauungsschwäche führen, die auch die Leber belastet. Diese ist schließlich an der Umwandlung von körperfremden in körpereigene Eiweiße maßgeblich beteiligt. Eine leichte bis markante Schwellung unterhalb der Unterlippe sowie punktuelle Braunverfärbungen im Gesicht können Auskunft über eine übermäßige Belastung dieses Organs geben.

Frauen, die sich fast ausschließlich von tierischem Eiweiß – kombiniert mit nur wenig Gemüse – ernähren, neigen ab ungefähr ihrem 35. Lebensjahr zur Ausbildung eines ausgezehrt und männlich wirkenden, kantigen Gesichts. Im englischen Sprachgebrauch spricht man vom sogenannten Runner's Face. Viele Betroffene treiben tatsächlich auch viel Sport, was die körpereigene Verbrennung anheizt. Doch

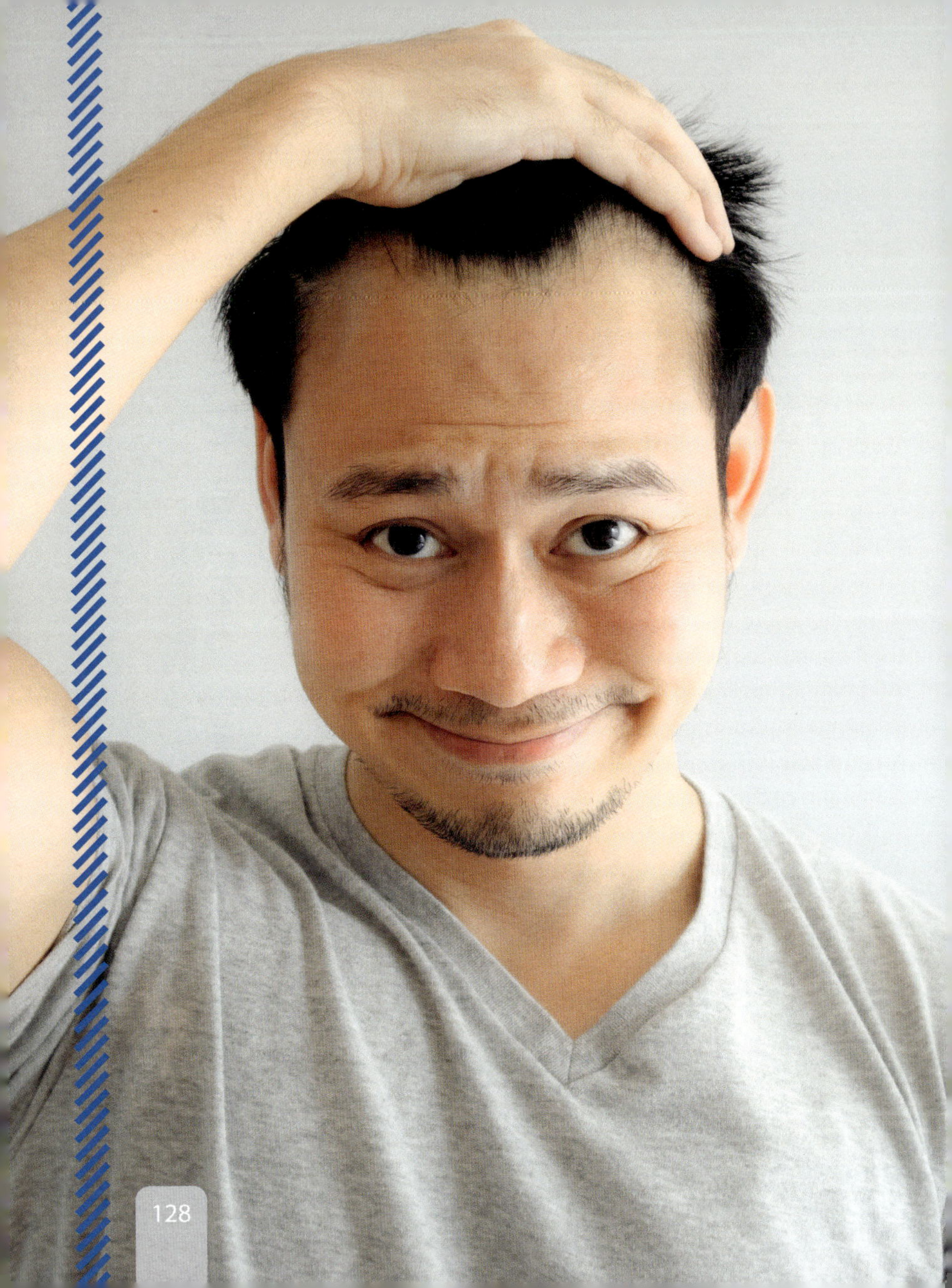

ist Vorsicht geboten, denn eine einseitige Ernährung zieht immer negative Folgen nach sich. Männer dagegen verlieren bei übermäßigem Konsum von tierischem Eiweiß oft nach und nach ihr Kopfhaar.

Eigentlich kann der Mensch tierisches Eiweiß sogar leichter abbauen als pflanzliches. Es ähnelt strukturell dem körpereigenen Eiweiß, was zunächst ein klarer Vorteil ist. Bei einer stetigen übermäßigen Aufnahme dieses dem eigenen Eiweiß so ähnlichen Stoffes reagiert der Körper aber mit Irritationen, die sich bald zu vermeidbaren Wohlstandserkrankungen entwickeln können.

EIWEISSRECHNER

Körpergewicht x 0,8 Gramm = täglich benötigte Menge an Eiweiß

Nicht vergessen: Eiweiß findet sich nicht nur in Lebensmitteln, die tierischen Ursprungs sind, sondern auch in Hülsenfrüchten, Quinoa, Amaranth, Sojasamen und vielem mehr.

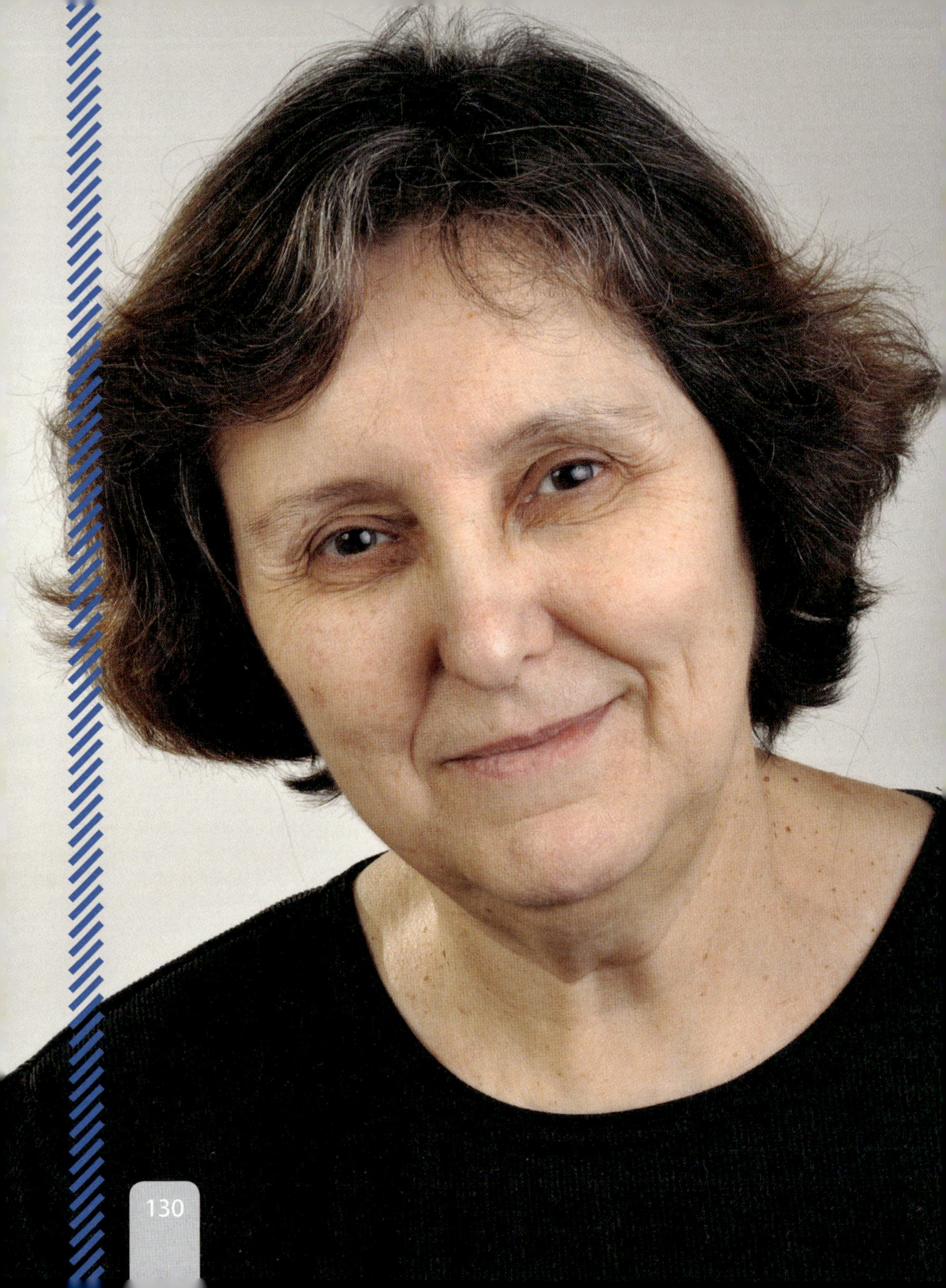

Kohlenhydratstoffwechsel

Ist der Stoffwechsel der Kohlenhydrate gestört, so kann man dies an einer Schwellung im Bereich der unteren Wangen erkennen. Diese kann sich bis auf den Bereich zwischen Unterlippe und Unterkiefer ausdehnen. Die Haut verliert dort erheblich an Spannung. Oft ersetzt auch eine Grautönung die gesunde Gesichtsfarbe. Anfänglich bilden sich kleine pralle Hügel, die sich im weiteren Verlauf sogar zu richtigen »Backentaschen« entwickeln können. Hier und da werden diese auch als »Fettbäckchen« bezeichnet. Im gesamten Gesicht prägen nach und nach bräunliche Verfärbungen und Hautunreinheiten den optischen Eindruck. Auch an der Stirn sind diese mit der Zeit erkennbar. Eine kohlenhydratreiche Ernährung wirkt sich auf unterschiedliche Weise auf den Blutzuckerspiegel aus. Einfache Kohlenhydrate wie in Traubenzucker oder Weißmehlprodukten sorgen für ein permanentes energetisches Auf und Ab, was natürlich der Gesundheit kaum dienlich sein kann. Komplexe Kohlenhydrate werden dagegen langsam und gleichmäßig in lebensnotwendige Energie umgewandelt.

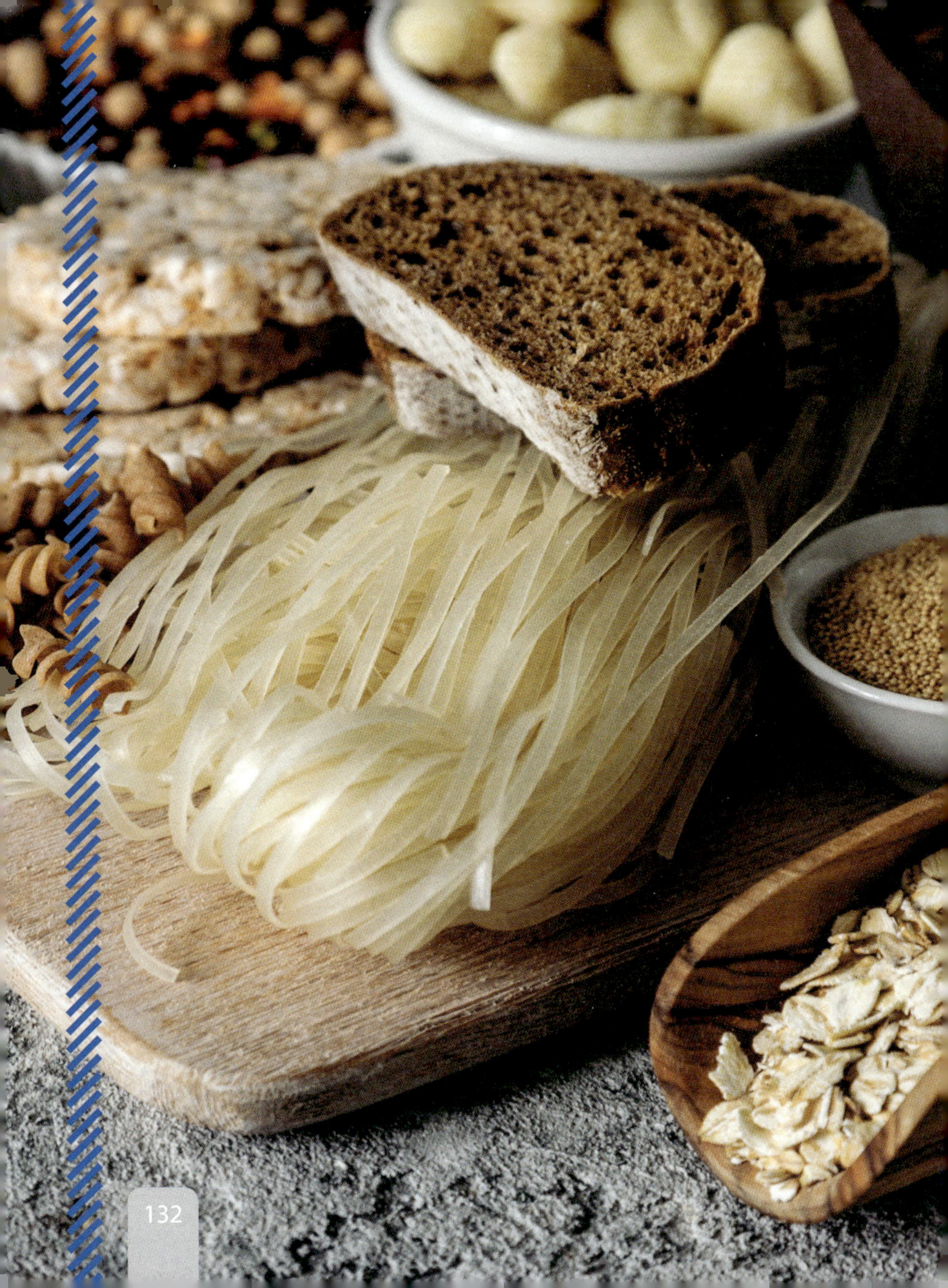

Komplexe Kohlenhydrate

Vollkornprodukte, Kartoffeln und Hülsenfrüchte sind für eine ausgewogene Ernährung von großer Bedeutung. Sie gleichen den Blutzuckerspiegel aus und verhindern heftige Schwankungen. So werden wir stetig und nachhaltig mit Energie versorgt.

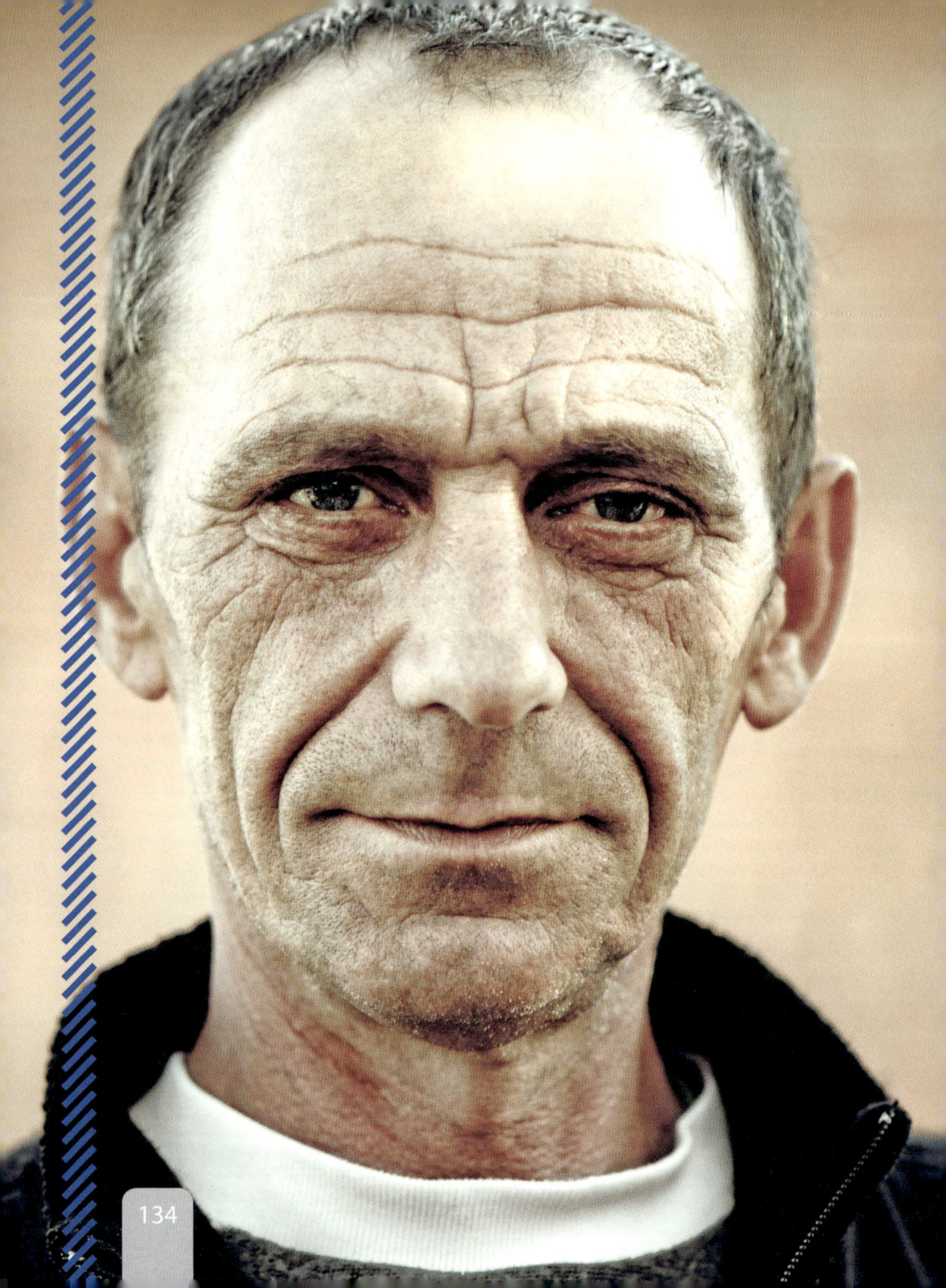

Mineralstoffwechsel

Störungen des Mineralstoffwechsels können von unterschiedlicher Ursache und Dauer sein. Als Folge der genannten Stoffwechselstörungen ist der Mineralstoffwechsel fast immer, wenn auch unterschiedlich stark, ebenso betroffen. Akuten Mangel an bestimmten Mineralien haben wir im vorherigen Kapitel bereits behandelt. Die dort aufgezeigten Gesichtsfärbungen sind oft erste Anzeichen einer Störung des Mineralstoffwechsels.

Mit zunehmender Dauer hinterlassen Färbungen, Glanz, Schatten und partielle Schwellungen »tief sitzende« verräterische Spuren auf der Haut. Das Gewebe verändert sich, ist nicht mehr straff, sondern faltig oder wirkt aufgequollen. Die möglicherweise anfangs noch unterschiedlichen Färbungen gehen zusehends in einen einheitlichen gräulichen Ton über. Solche sehr auffälligen Hautveränderungen sind kaum mehr zu übersehen. Meist liegen mehrere Störungen gleichzeitig vor, die die entsprechenden Gesichtsmerkmale bedingen können. Hierzu gehören beispielsweise Probleme im Hormonstoffwechsel, Vitaminstoffwechsel oder im Purin- und Pyrimidinstoffwechsel.

Es gibt also eine Vielzahl an Möglichkeiten, Informationen über Stoffwechselstörungen zu erlangen. Finden wir einen Mangel, so ist die erste Konsequenz, dass wir Nahrungsmittel, die durch ein Zuviel diese Schwäche bedingen, einschränken. Lebensmittel, die einen Ausgleich dieser Stoffwechselstörung fördern, nehmen wir dann vermehrt zu uns. Die Natur bietet genügend Ausweichmöglichkeiten, mit denen wir unseren Eiweiß- oder Zuckerbedarf nachhaltig decken können. Wir müssen nur von alten Gewohnheiten ablassen und verstärkt auf unseren Körper achten.

Stoffwechselprobleme sollten wir auf keinen Fall auf die leichte Schulter nehmen. Schwerwiegende Erkrankungen wie Diabetes oder Porphyrie können sonst die Folge sein. Eine Behandlung von Stoffwechselstörungen sollte von Heilkundigen wie Ärzten oder Heilpraktikern begleitet werden. Eine eigenmächtige Ernährungsumstellung kann nur begleitend helfen, aber eben nicht ausschließlich.

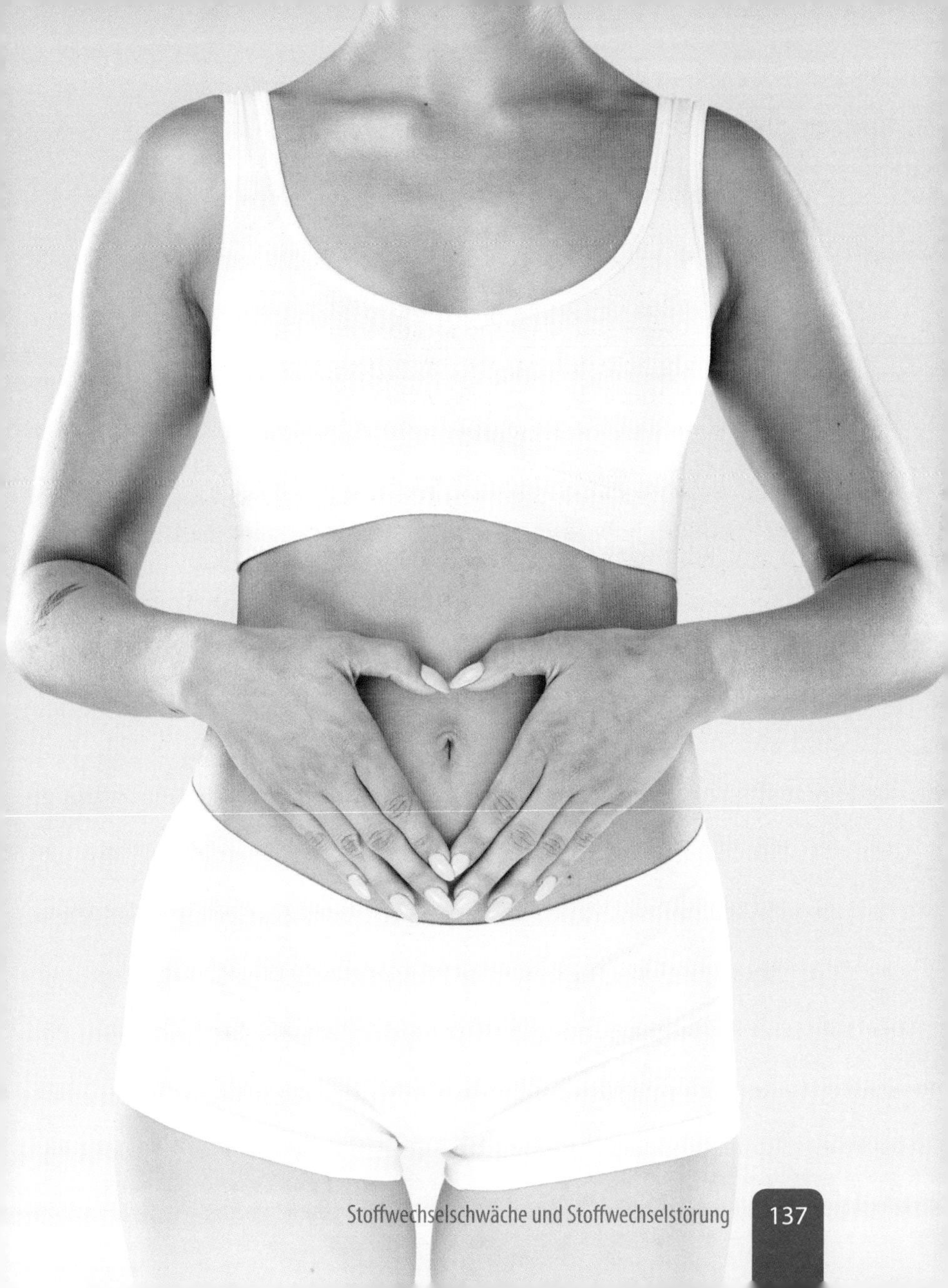

Schlusswort

»Du bist, was du isst!« Diesem viel bemühten Satz entspringt – wie wir nach der Lektüre dieses Buches wissen – viel Wahrheit und Weisheit. Unser Essen prägt uns, nicht nur unseren Tagesablauf und unsere sozialen und kulturellen Kontakte, sondern die Mahlzeiten, die wir über die Jahre zu uns nehmen, verändern auch unsere Erscheinung. Diese Veränderung macht sich nicht nur beispielsweise in der Körperfülle oder dem Umfang bemerkbar. Das Erscheinungsbild jeder äußeren Körperstelle kann durch die Ernährung beeinflusst werden. Eine zentrale Rolle fällt dabei aber unserem Gesicht zu. Es ist unsere Visitenkarte. Art, Inhalt und Umfang unserer Ernährung spiegeln sich in ihm wider.

Wir sollten das Wissen der Antlitzdiagnostik nicht übergehen, sondern es nutzen. Über unsere Ernährung erlangen wir einen besseren Zugang zu unserem Körper und dadurch beste Voraussetzungen für ein Mehr an Gesundheit. Profitieren wir davon, indem wir die Spuren, die das Leben und damit auch unsere Ernährung im Gesicht hinterlassen haben, nicht ignorieren, sondern bewusst wahrnehmen. Vor der Tat steht die Erkenntnis, und diese kann uns das Gesicht in Hülle und Fülle liefern.

Stoffwechsel und Mineralstoffbedarf sind von zentraler Bedeutung für unsere Gesundheit. Wer deren Funktionsweisen, Abläufe und Voraussetzungen kennt sowie die körperlichen Merkmale von Mangel und Schwäche wahrnimmt, kann diese ausgleichen. Vergessen wir dabei aber nicht: Unser Körper ist keine Maschine, die sich nach Belieben steuern lässt. Er ist kein Befehlsempfänger. Im Gegenteil: Er ist es, der uns Lektionen erteilt, wenn wir nicht auf ihn achten. Sind wir jedoch bereit, auf unseren Körper zu hören, schlagen wir den Weg zu einem aktiven, gesunden Lebensstil ein.

Ich wünsche mir, dass dieses Buch Sie neugierig gemacht hat, neugierig auf Ihren Körper, seine Abläufe, seine Fähigkeiten und Möglichkeiten. Ich hoffe, es hat Sie ein wenig begeistert und inspiriert für Ihr großes persönliches Abenteuer: die Ernährung als Weg zu mehr Gesundheit und Lebensfreude.

Eric Standop

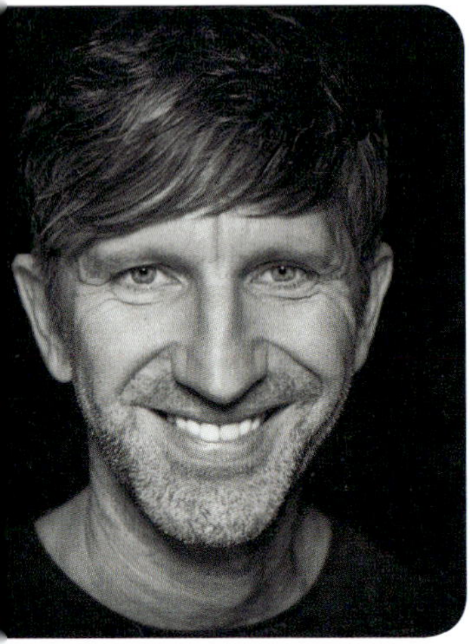

Über den Autor

Eric Standop ist Experte in Gesichtlesen und Gesichtssprache. In der chinesischen Lesetechnik, dem Siang Mien, ist er Großmeister, ein Shifu. Vor mehr als 18 Jahren beendete er seine Karriere in der Unterhaltungsindustrie, um das Gesichtlesen einerseits als antike Kunst, aber auch als innovatives Werkzeug für moderne Gesichtsanalysen zu erlernen.

Heute ist er der einzige Facereader weltweit, der zahlreiche Methoden des Gesichtlesens miteinander verbindet: Antlitzdiagnostik, Physiognomik, Siang Mien (Chinesisches Gesichtlesen), Mimik lesen, Lectura del Rostro (Südamerikanisches Gesichtlesen). Auch liest er Hinweise, die Sprache, Bewegung, Geruch und (alltägliche) Gesten liefern, und ist somit in der Lage, die immense Anzahl an Informationen, die unser Gesicht offenbart, zu übersetzen.

Das Gesicht ist ein Buch, an dem wir ein Leben lang schreiben! Eric Standop erkennt und interpretiert die multidimensionalen Aspekte eines Individuums wie Persönlichkeit, versteckte Talente, Stärken und Schwächen, verschiedene Arten von Liebe und Partnerschaft sowie Krankheiten oder Mangel an Nährstoffen. Mithilfe des Gesichtlesens kann er auch zentrale Lebensfragen beantworten wie: Was ist meine Berufung in diesem Leben? Wohin entwickelt sich mein Leben? Seine scharfsinnigen diagnostischen Fähigkeiten, die eine sehr große Bandbreite von Lebensbereichen einbeziehen, haben Eric Standop zu einem wichtigen Berater für mächtige Entscheidungsträger, aber auch zu einem hilfreichen Wegbegleiter für Menschen gemacht, die nach einem besseren Selbstverständnis streben.

Eric Standop wurde in Karlsruhe, Deutschland, geboren, lebte in Hong Kong und reist um die Welt, um Vorträge zu halten, zu beraten und zu schreiben. Er war bisher in 22 Ländern auf 4 Kontinenten aktiv und veröffentlichte 17 Bücher in 9 Sprachen. Er ist Moderator der TV-Sendung »Zeig dein wahres Gesicht« auf QS24.ch – Gesundheitsfernsehen und moderierte die Sendung »Ungelogen« auf SAT1.

www.ericstandop.com | www.readtheface.com | www.youtube.com/user/readtheface

Literatur- und Quellenhinweise

ERIC STANDOP: Das neue Face Food – Gesicht lesen – Gesund essen, Dickemann-Weber, 2019

ERIC STANDOP: Ich lese dich – Geheimnisse eines Face Readers, Gräfe und Unzer Verlag, 2020

Friedrich Kopsche: Schüßler-Salze – Begleiter für die Seele, Schirner, 2012

URSULA WETTER: Gesund abnehmen nach dem Stoffwechseltyp, AT Verlag, 2007

DR. KARIN STALZER & CHRISTINA SZALAI: Was den einen nährt, macht den anderen krank, Windpferd, 2007

ANNEMARIE COLBIN: Food and healing, Ballantine Books, 1986

LIU BANGMING: Inspection of the face and body for diagnosis of diseases, New world press, 2002

Schon entdeckt?

Schirner Verlag

Weitere Bücher aus der Gesichtlesen-Reihe von Eric Standop

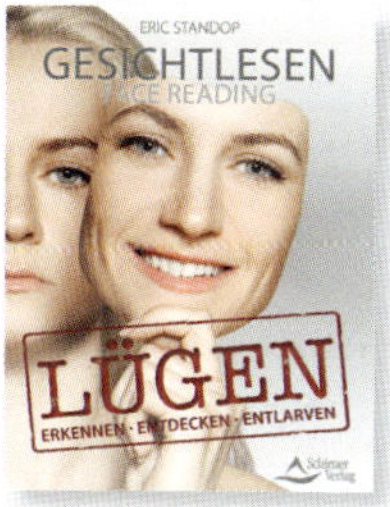

Eric Standop
Lügen erkennen, entdecken, entlarven
ISBN 978-3-8434-1146-2

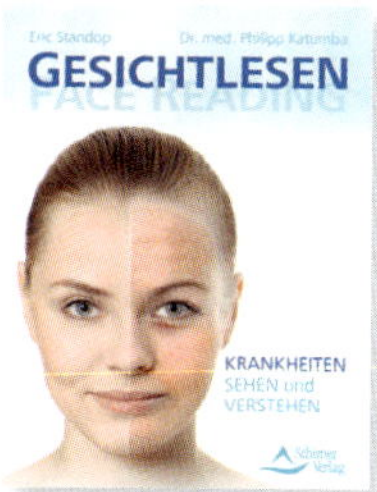

Philipp Katumba & Eric Standop
Krankheiten sehen und verstehen
ISBN 978-3-8434-1113-4

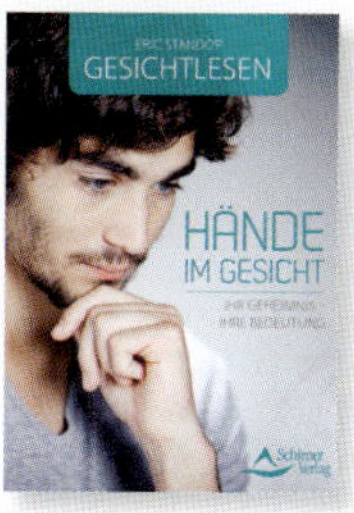

Eric Standop
Hände im Gesicht
ISBN 978-3-8434-5094-2

Bildnachweis

Bilder von der Bilddatenbank www.shutterstock.com:

Schmuckelement: Symbol »Ausgleichende Nahrungsmittel«: #496468423 (©tmicons)
Weitere Bilder: S. 12 #389664613 (©Luna Vandoorne), S. 18 #504817321 (©Daxiao Productions), S. 19 #1029873841 (©Geinz Angelina), S. 22 #32372086 (©KUCO), S. 25 #738166360 (©Peter Lorimer) ,S. 27 #293273906 (©images72), S. 28 #359568020 (©lzf), S. 33 #554489575 (©Antonina Vlasova), S. 35 #557338165 (©AlexeiLogvinovich), S. 37 #1116271739 (©Roman Samborskyi), S. 38 #1039874791 (©Irina Bg), S. 40 #300868451 (©takayuki), S. 42 #87595720 (©number-one), S. 44 #62329051 (©Daxiao Productions), S. 46 #199141433 (©Nina Buday), S. 48 #372072697 (©Filip Warulik), S. 50 #1081163792 (©puhhha), S. 52 #50441311 (©Sebastian Wahsner), S. 54 #52506484 (©Sebastian Wahsner), S. 56 #204897115 (©Viktor Gladkov), S. 58 #448589929 (©Kotin), S. 60 #1374161567 (©Maxim Getman), S. 62 #494699065 (©Vladimir Gjorgiev), S. 64 #598227995 (©Koldunov), S. 66 #2162461531 (©Pavlova Yuliia), S. 68 #1374162074 (©Maxim Getman), S. 70 #670115545 (©Victoria Chudinova), S. 72 #1262154658 (©ShotPrime Studio), S. 74 #60079402 (©Anna Lurye), S. 76 #1084913126 (©Kiian Oksana), S. 78 #2045735228 (©Prostock-studio), S. 83 #1149648821 (©Lallapie), S. 85 #2181820385 (©Pormezz), S. 86 #2008295207 (©Jacob Lund), S. 88 #1087676630 (©Dmytro Zinkevych), S. 90 #2197376143 (©Kmpzzz), S. 92 #1717800700 (©Wonderplay), S. 94 #2127564530 (©Marina Demeshko), S. 96 #2197697291 (©Marina Demeshko), S. 98 #309358742 (©Radharani), S. 100 #1465200329 (©Trofimov Denis), S. 102 #1484278544 (©Kamil Macniak), S. 104 #1143520484 (©Ground Picture), S. 106 #1242270562 (©Billion Photos), S. 111 #1439819966 (©bitt24), S. 113 #1031229388 (©Krasula), S. 114 #223004869 (©Kanea), S. 118 #1310591378 (©Maliwan Prangpan), S. 122 #378399772 (©Anna Kraynova), S. 124 #417496159 (©colnihko), S. 126 #1445107718 (©MJTH), S. 128 #1358112950 (©Rachata Teyparsit), S. 130 #90616546 (©Cherry-Merry), S. 132 #1352534306 (©Oleksandra Naumenko), S. 134 #252748606 (©spixel), S. 137 #2246071825 (©PeopleImages.com - Yuri A)